Jyoti Pani
M. N Mahendrakar

Um estudo analítico da estimativa e comparação de riscos histológicos

Jyoti Pani
M. N Mahendrakar

Um estudo analítico da estimativa e comparação de riscos histológicos

ScienciaScripts

Imprint
Any brand names and product names mentioned in this book are subject to trademark, brand or patent protection and are trademarks or registered trademarks of their respective holders. The use of brand names, product names, common names, trade names, product descriptions etc. even without a particular marking in this work is in no way to be construed to mean that such names may be regarded as unrestricted in respect of trademark and brand protection legislation and could thus be used by anyone.

Cover image: www.ingimage.com

This book is a translation from the original published under ISBN 978-3-659-97157-0.

Publisher:
Sciencia Scripts
is a trademark of
Dodo Books Indian Ocean Ltd. and OmniScriptum S.R.L publishing group

120 High Road, East Finchley, London, N2 9ED, United Kingdom
Str. Armeneasca 28/1, office 1, Chisinau MD-2012, Republic of Moldova, Europe
Printed at: see last page
ISBN: 978-620-7-89349-2

Índice:

TÍTULO-: Estudo analítico da estimativa de riscos histológicos e comparação entre colecistite e colelitíase através de procedimentos histoquímicos de rotina, de mucinas e de lípidos
Dr. Jyoti Prakash Pani (M.Sc. Anatomia Médica, Doutoramento em Anatomia Médica)
O falecido Dr. M N Mahendrakar (M.B.B.S., M.S. Anatomia)

Sobre o autor

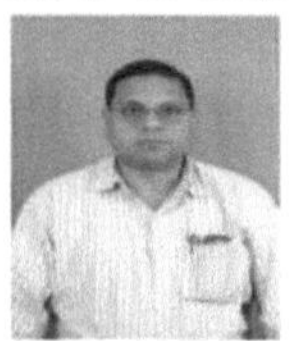

Era meu desejo escrever um livro para benefício e melhoria dos estudantes de ciências médicas e da investigação histológica sobre a vesícula biliar humana doente. Quando estava a fazer o mestrado em Anatomia, o meu professor, o falecido Dr. MN Mahendrakar, aconselhou-me a estudar em pormenor a histologia da vesícula biliar humana, pois é a matéria mais difícil da Anatomia Humana. O meu pai, o Dr. Sankarsan Pani, inspirou-me muito na disciplina de Anatomia, pois esta é o pilar fundamental da ciência médica. Quando estava a fazer o curso de Mestrado em Anatomia Médica no Departamento de Anatomia do MGM Medical College Kamothe, Navi Mumbai, inspirei-me muito no meu superior e venerado Professor Dr. Karuna H. Katti, que era o meu supervisor e principal orientador dos estudos de Mestrado em Anatomia Médica nessa altura. Sonhei em reestruturar este livro na altura em que estava a estudar Anatomia Médica, mas não tive oportunidade suficiente de o publicar e imprimir com sucesso. Do fundo do meu coração, dedico este livro à minha mãe, a falecida Sra. Purnima Pani. Espero receber a minha recompensa se este livro for útil aos meus alunos.

Dr. Jyoti Prakash Pani (M.Sc., PhD Anatomia Médica)

Professor Assistente de Anatomia, NYTIMS Karjat, Navi Mumbai, Índia

<u>RESUMO</u>

O presente estudo centra-se em procedimentos histoquímicos de rotina, de mucinas e de lípidos, para estimar e comparar os riscos histológicos na vesícula biliar hipertrofiada induzida por infecções bacterianas e por cálculos biliares humanos doentes. O objetivo do presente estudo é avaliar as alterações histológicas na parede da vesícula biliar humana em condições anormais como a colelitíase e a colecistite e descobrir os factores de risco predominantes para o desenvolvimento de colelitíase a partir da fase primária como a colecistite. O presente estudo também tenta descobrir os factores de risco para a formação de cálculos biliares na vesícula biliar. Para realizar um estudo de caso-controlo, foram escolhidas para este estudo 100 vesículas biliares humanas normais e 50 (25+25) doentes com colelitíase e colecistite. Depois de devidamente processadas, 3 lâminas de cada amostra foram coradas com H&E, PAS-AB combinado e Sudan Black B, respetivamente, para estudo histoquímico de rotina, de mucinas e de lípidos. Durante a segunda fase deste estudo, foram utilizadas e processadas 60 vesículas biliares humanas normais (grupo de controlo) e 30 (15+15) amostras anormais (grupo de casos) de vesículas biliares humanas com colelitíase e colecistite, das quais foram obtidas 9 lâminas e coradas com H&E. Também na terceira e última fase deste estudo, as mesmas 60 vesículas biliares humanas normais (grupo de controlo) e 30 (15+ 15) amostras anormais (grupo de casos) com colelitíase e colecistite foram obtidas, utilizadas e processadas pela coloração de H&E, coloração combinada PAS-AB e coloração Sudan Black B, respetivamente, para estudo histoquímico de rotina, histoquímico de mucinas e histoquímico de lípidos.

Na fase inicial deste estudo, as alterações histológicas predominantes foram estimadas na histoquímica de rotina e verificou-se que a descontinuidade epitelial máxima foi de 62,5% na colelitíase e de 59,09% na colecistite. Na histoquímica da mucina com coloração combinada PAS-AB, a parte supra-nuclear e infra-nuclear do epitélio mostrou uma cor azul acastanhada intensa, sugestiva do efeito predominante da sulfomucina e da sailomucina (91,91% dos casos na colelitíase e 87,5% dos casos na colecistite). O resultado da histoquímica dos lípidos indicou uma acumulação de fosfolípidos nas células epiteliais, predominantemente na região supranuclear na colelitíase. (99,09%) Foram encontrados lípidos dispersos noutras células e tecidos na vesícula biliar com colecistite. (76,76%) Na fase 2nd deste estudo foram observados diferentes achados histológicos nas várias camadas da vesícula biliar. Foram detectadas hiperplasias epiteliais, displasia com erodificação da mucosa e hemorragias subepiteliais tanto na colelitíase como na colecistite. Em nome da evidência estatística, a fase 2nd do presente estudo mostra que tanto o grupo de casos como o de controlo são altamente significativos. As alterações histológicas predominantes foram estimadas em percentagem através da contagem do número de sinais e sintomas ou alterações observadas em várias camadas da vesícula biliar humana doente, como a colecistite e a colelitíase, e a percentagem foi avaliada através da correlação com a representação histológica normal da vesícula biliar e/ou alterações histológicas recessivas mínimas na vesícula normal. Foram estimadas as alterações histológicas predominantes e verificou-se que a rutura epitelial máxima foi de 62,5% na colelitíase e de 59,09% na colecistite. (O mesmo que na fase inicial deste estudo) Na terceira e última fase deste estudo também foram observados diferentes achados histológicos nas várias camadas da vesícula biliar humana normal e doente. A mesma hiperplasia epitelial, displasia com erodificação da mucosa e hemorragias subepiteliais foram observadas tanto na colelitíase como na colecistite, à semelhança da primeira e segunda fases. Em termos de provas estatísticas, a fase 3rd do presente estudo mostra que tanto o grupo de casos como o de controlo são altamente significativos. A sulfomucina é a variável predominante na colelitíase (valor de P 0,000) e a sailomucina é a variável predominante na colecistite (valor de P 0,0065). O risco relativo da presença ou ausência de sulfomucina foi de 193:1 (razão ímpar) e o risco relativo da presença ou ausência de sailomucina na colecistite foi de 105:1 (razão ímpar).

O princípio básico da formação de cálculos biliares é a acumulação de lípidos e a hipersecreção de mucina ácida, em particular de sulfomucina. Os lípidos e a hiper secreção de mucina ácida alteram o padrão normal dos tecidos e podem induzir a progressão carcinogénica. A enzima sulfomucina tem um papel importante na formação de cálculos biliares. Preliminarmente, é a fase em que ocorre a colecistite e apresenta um efeito de sailomucina. O bloqueio da libertação de mucina pode prevenir a formação de cálculos biliares em doentes de alto risco ou durante o período de alto risco. Os compostos (Aspirina-NSAIAD) que podem regular a Sailação e a Sulfação podem ajudar a inibir a formação de cálculos biliares e as metástases. O âmbito deste estudo de investigação indica que a prevenção é sempre melhor do que a cura. Por isso, é necessário um estudo mais aprofundado e uma abordagem terapêutica totalmente nova.

PALAVRAS-CHAVE

Mucina ácida, lípido epitelial, imuno-histoquímica, mucina neutra, hiperplasia epitelial, coloração com hematoxilina e eosina, coloração combinada com azul de PAS-Alcian, coloração com negro de Sudão B, infiltração de macrófagos, infiltração de células plasmáticas, seio de Rokitansky Aschoff

Capítulo 1
<u>INTRODUÇÃO</u>

As doenças da vesícula biliar, como a colecistite e a colelitíase, são muito comuns, sobretudo nas mulheres gordas, férteis e claras. No entanto, estas doenças afectam igualmente os homens e as crianças[1]. [1] A incidência de colecistite e colelitíase parece estar a aumentar nas últimas duas décadas na Índia e no mundo ocidental devido ao aumento da ingestão de alimentos gordos e altamente calóricos e ao aumento do consumo de álcool. [2, 3] A natureza das doenças da vesícula biliar humana, como a colecistite e a colelitíase, é predominantemente observada em mulheres gordas e férteis de quarenta a cinquenta anos. Nestes doentes em particular, estas doenças apresentam-se especificamente com vários sinais e sintomas, como dor intensa no ponto de Murphy (+ sinal de Murphy) no quadrante superior direito do abdómen, vómitos biliosos, aumento ligeiro a moderado da temperatura corporal. Estas doenças produzem uma descoloração amarela ligeira a moderada da córnea e dos leitos das unhas na fase latente devido à iterícia obstrutiva. Também se regista uma grave perda de apetite e de peso. Embora a colecistite não seja tão virulenta, numa fase posterior produz complicações virulentas. A colelitíase é uma doença aguda que exige uma colecistectomia urgente.

O carcinoma da vesícula biliar pode ser encontrado em até 1,5% das amostras de colecistectomia de doenças da vesícula biliar, como a colecistite e a colelitíase. As amostras da vesícula biliar são enviadas para histopatologia de rotina, para excluir o carcinoma incidental da vesícula biliar. As perdas de amostras de colecistectomia evidenciam patologias raras quando são enviadas para relatórios histopatológicos, tais como lesões benignas pré-malignas, carcinoma na medula e estádio carcinomatoso precoce. Para evitar erros tão graves, todas as amostras de colecistectomia devem ser examinadas histologicamente por rotina. As mulheres obesas e multíparas, com idades compreendidas entre os 45 e os 55 anos, são as que mais sofrem de colecistite e colelitíase, que são as doenças mais comuns, que ocorrem em primatas vertebrados e na vesícula biliar humana. Estas doenças afectam igualmente os homens e as crianças alcoólicas [4]. Nos últimos 25 anos, a Índia e o resto dos países do Ocidente e do Oriente produziram percentagens elevadas de colecistite e colelitíase devido ao aumento do consumo de bebidas lipofílicas, altamente calóricas e energéticas, juntamente com fast food, e também ao aumento do consumo de álcool em clubes e festas [2, 3]. Os sinais e sintomas mais comuns de todos os sinais e sintomas cardinais especificamente observados nestas doenças são o pico com dor do tipo lancinante e latejante no ponto de Murphy (sinal de Murphy +ve) no quadrante superior direito do abdómen, vómitos biliosos, aumento ligeiro a moderado da temperatura (102-103F), descoloração amarela da córnea e dos leitos das unhas na fase tardia, perda grave de apetite e perda de peso, dor epigástrica e no quadrante superior direito do abdómen que ocorre em intervalos de 30-60 minutos após a ingestão de refeições. Os mesmos sinais e sintomas estão frequentemente associados à doença do cálculo biliar, como a colelitíase. O diagnóstico de colecistite crónica é feito pela presença de cólica biliar com evidência de cálculos biliares num estudo imagiológico. A colecistite (inflamação da vesícula biliar) não é tão desastrosa nem representa uma ameaça para a vida, mas na fase tardia produz complicações perigosas, ao passo que a colelitíase (vesícula biliar cheia de cálculos) é uma doença aguda que merece uma intervenção urgente de colecistectomia. A parede da vesícula biliar humana apresenta certas características histológicas anómalas em situações de colecistite e colelitíase. A doença mais comum que leva à intervenção cirúrgica é a colelitíase e a colecistite. Todos os anos são efectuadas, em média, 850 000 colecistectomias na Índia. Cerca de 25% da população adulta é afetada por colecistite na Índia. As percentagens de cálculos biliares aumentam com a idade. 35% dos adultos com mais de 45 anos de idade e 55% dos adultos com mais de 70 anos têm cálculos biliares, calculados por inquérito médico na Índia. No período de fertilidade, o rácio mulher/homem é de cerca de 5:1, com a discriminação sexual a diminuir nas pessoas idosas. Os agentes causais que evocam factores de pré-acumulação para a formação de cálculos biliares incluem a obesidade, a ingestão invulgar de fast food, o consumo de álcool, a diabetes mellitus, a perturbação dos níveis de estrogénio e progesterona na gravidez, doenças hemolíticas como a hemofilia e a cirrose hepática. A história passada da doença colelitíase revela que aproximadamente 35% dos doentes inicialmente diagnosticados com colecistite, mas não tratados, desenvolveram complicações ou recorrência de sinais que levaram à remoção cirúrgica da vesícula biliar numa fase tardia. O presente estudo também sublinha a necessidade de comparar a ocorrência de sinais e sintomas entre doentes e controlos [5, 6].

Anatomia da vesícula biliar normal

A anatomia da vesícula biliar normal mostra que a fossa para a vesícula biliar na superfície inferior do fígado se estende da extremidade direita do porta-hepatis até a borda inferior do fígado [7]. Tem 8 a 12 cm (3,5 a 4,5 polegadas) de comprimento e aproximadamente 3,5 cm de largura na sua parte mais larga e cerca de 35 a 55 ml de capacidade, sendo que esta morfologia difere de caso para caso [8]. O corpo inteiro da vesícula biliar humana divide-se anatomicamente em fundo, corpo e colo [9]. O colo continua a ser o ducto cístico e é marcado por uma constrição. Em 50% das mulheres férteis e na faixa etária dos quarenta anos, a fossa da vesícula biliar, denominada "fossa cística", mede 7 a 10 cm de comprimento, 3 cm de largura na sua parte mais larga e cerca de 30 a 50 ml de capacidade, o que é considerado uma variação na anatomia da vesícula biliar humana. A vesícula biliar é um reservatório de bílis em forma de pera situado numa fossa na superfície inferior do lobo direito do fígado.

Figure 1-:

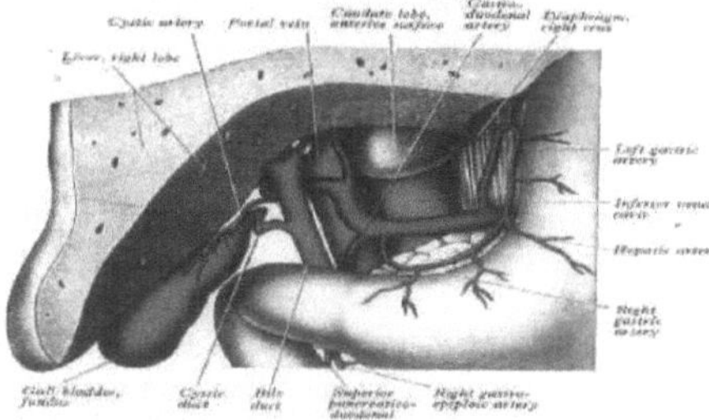

Figura 1-: Anatomia macroscópica da vesícula biliar humana normal

Histologia da vesícula biliar normal

Histologicamente, a vesícula biliar humana apresenta 4 camadas e, do ponto de vista histológico, carece de muscularis mucosa numa vista de lâmina através de observação por microscopia ótica. [9, 10] Apresenta, de dentro para fora, a camada mucosa, a sub-mucosa frouxa, a camada muscular e a camada adventícia (serosa) da medula para o córtex. Na colecistite e na colelitíase, a parede da vesícula biliar humana apresenta certas alterações histológicas. O presente estudo foi efectuado com o objetivo de descobrir o mesmo. [911]. Na colecistite e na colelitíase, a parede da vesícula biliar humana apresenta determinadas alterações histológicas. O presente estudo foi efectuado com o objetivo de determinar o mesmo. [9-11] Ao contrário do resto do trato gastrointestinal, a vesícula biliar humana também não apresenta a muscularis mucosa e a sub-mucosa.

Na vesícula biliar humana, as 4 camadas que são vistas ao microscópio ótico de dentro para fora são

1) Camada mucosa
2) Camada de músculo liso
3) Camada perimuscular
4) Camada serosa

1) Camada mucosa: É revestida por epitélio colunar simples, as células apresentam apicalmente microvilosidades que são vistas como bordos em escova. O epitélio está dividido em pregas. Em conjunto, aumentam a superfície de absorção, uma vez que a função da vesícula biliar é a absorção e o armazenamento da bílis.

2) Camada de músculo liso: Externamente à lâmina própria existe um feixe de músculo liso em camadas que mostra.

- Camada longitudinal interna
- Camada oblíqua média
- Camada circular externa

3) <u>Camada perimuscular</u>: A camada muscular é constituída por uma zona de tecido conjuntivo fibroso com algumas células adiposas intercaladas.
4) <u>Camada serosa</u>: É coberta por serosa na superfície peritoneal.
Figura 2-:

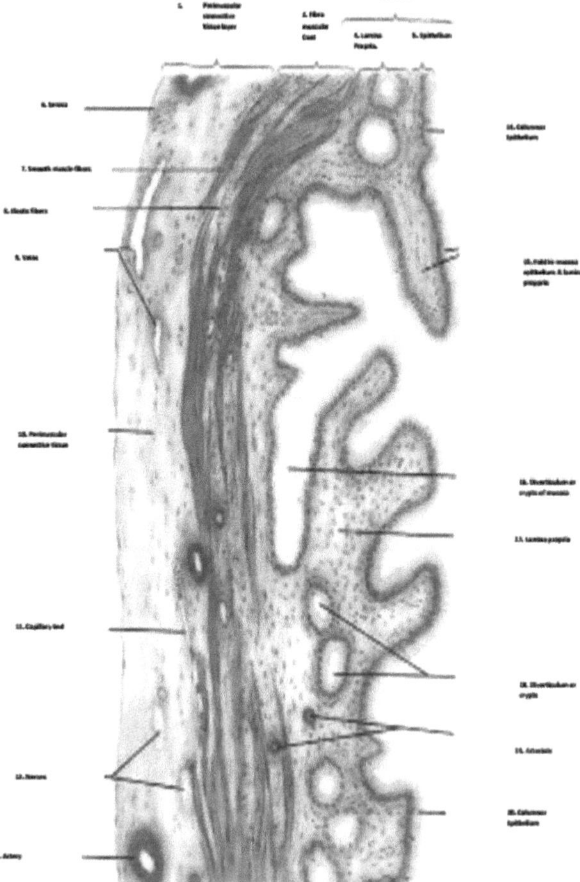

Fig. 2-: Histologia da vesícula biliar humana normal

Capítulo 2
FINALIDADE E OBJECTIVOS

<u>OBJECTIVO</u>: O objetivo do presente estudo é analisar e comparar as alterações histológicas na parede da vesícula biliar humana em condições anormais como a colecistite e a colelitíase com o controlo, estimar e comparar a percentagem de alterações histológicas na parede da vesícula biliar humana em condições anormais como a colecistite e a colelitíase com o controlo, descobrir e comparar as alterações histológicas nas camadas histológicas internas da parede luminal da vesícula biliar humana em condições anormais como a colecistite e a colelitíase através da abordagem da histoquímica de rotina; histoquímica das mucinas e histoquímica dos lípidos, para descobrir os factores de risco para a formação de cálculos biliares na vesícula biliar humana em condições anormais como a colecistite e a colelitíase.

<u>OBJECTIVOS</u>: Os objectivos do presente estudo são descobrir as alterações histológicas na parede da vesícula biliar humana nas doenças acima referidas, descobrir a distribuição das mucinas neutras e ácidas no epitélio da vesícula biliar na colelitíase, descobrir a distribuição dos lípidos no epitélio da vesícula biliar na colecistite, comparar e estimar as percentagens de riscos histológicos entre o controlo e a colecistite e colelitíase da vesícula biliar humana doente através de abordagens específicas como a histoquímica de rotina, a histoquímica das mucinas e a histoquímica dos lípidos, descobrir as alterações histológicas na parede luminal interna da vesícula biliar humana nas doenças acima referidas e compará-las estatisticamente através da histoquímica de rotina; abordagem histoquímica da mucina e histoquímica dos lípidos, para determinar a significância estatística entre estas alterações histológicas, para provar que a colecistite é definitivamente a condição inicial da colelitíase, para avaliar e discutir estes resultados e estas estimativas, determinar a distribuição de mucinas neutras e ácidas na parede da vesícula biliar na colecistite e na colelitíase, determinar a distribuição de lípidos na parede da vesícula biliar na colecistite e na colelitíase, correlacionar as alterações histológicas com o processo de sailação e sulfatação no processo de formação de cálculos biliares e sua prevenção.

Capítulo 3
REVISÃO DA LITERATURA

Há mais de 100 anos, Virchow R. descobriu, em 1857, que os lípidos se podem acumular no epitélio da vesícula biliar. Estudou e investigou as gorduras da vesícula biliar humana no epitélio e observou que as gorduras podem depositar-se anormalmente no epitélio da vesícula biliar e noutras camadas histológicas. [1] Sheehan H L, Storey G W et al, em 1947, estudaram um método improvisado de coloração de grânulos de leucócitos com Sudan Black B e coraram com ele a mucosa da vesícula biliar doente. Por fim, observaram que a cor dos lípidos acumulados nessa região era cinzenta [2] Wall raff J, Dietrich K F et al, em 1957, encontraram lípidos na mucosa da vesícula biliar humana em doentes com colecistite crónica. Observaram essas gorduras nos doentes com inflamação repetida da mucosa da vesícula biliar. [3] Schwartz SI, Dalewa et al, em 1958, estudaram a colangite esclerosante primária e descobriram a coexistência de lesões inflamatórias na vesícula biliar com as lesões presentes no ducto biliar. A abundância de linfócitos e de plasmócitos na lâmina própria na colangite esclerosante primária associada a colecistite foi documentada em estudos anteriores. Também se verificou que os folículos linfóides e as inflamações crónicas moderadas a graves ocorrem mais frequentemente nestas vesículas biliares. [4] Thorpe M E C, Scheurer P J, Sherlock S et al, em 1967, estudaram a colangite esclerosante primária com árvore biliar e colite ulcerosa e obtiveram os mesmos resultados que os anteriores[5] Hopwood D, Kouroumalis E, Milne G, Bouchier I A D et al, em 1980, estudaram a presença de vários lípidos na parede da vesícula biliar com colecistite. Verificou-se um aumento acentuado dos lípidos neutros na lâmina própria na colecistite grave. As células inflamatórias, incluindo os macrófagos, podem conter pelo menos uma parte deste lípido. Hopwood et al também observaram que uma pequena parte destas gorduras continha células inflamatórias e macrófagos durante a investigação. [6] Baylis High OB. Lípidos. In: Bancroft JD, Stevens A. Eds et al, em 1982, estudaram 70 vesículas biliares com colecistite para detetar lípidos no seu epitélio. Encontraram gorduras discretas e dispersas histologicamente. Também observaram que a acumulação anormal de gorduras pode ocorrer no epitélio da colecistite. [7] Lamont JT, Smith BF, Moore JRL et al, em 1984, estudaram o papel da mucina da vesícula biliar na fisiopatologia do cálculo biliar e descobriram que, no ser humano e noutros mamíferos, o epitélio é capaz de segregar muco alterado e estes produtos secretados interagem com a bílis e potenciam o processo de nucleação do colesterol. O processo evolui de lama para a produção de cálculos biliares. Smith et al também estudaram o papel da mucina da vesícula biliar humana na fisiologia patológica da nucleação do cálculo biliar. Verificaram que a mucina, uma glicoproteína de elevado peso molecular segregada pelo epitélio da vesícula biliar e dos ductos biliares de mamíferos e humanos, é um agente pronucleante. [8] English M, Hopwood D et al, em 1985, estudaram os lípidos na mucosa da vesícula biliar humana e encontraram alterações ultra-estruturais na colecistite humana. Encontraram algumas alterações inflamatórias. Foram demonstrados grandes depósitos de lípidos e descobriram ainda que as gotículas de lípidos podem fundir-se com vesículas contendo muco, formando estruturas complexas ligadas à membrana, delimitadas por uma membrana a que chamaram lipomucossomas. Outros tecidos da parede da vesícula biliar também aumentam os seus depósitos de gordura. Hopwood et al também estudaram e investigaram a gordura na mucosa da vesícula biliar humana através de um estudo imunohistoquímico por microscopia de luz e eletrónica e observaram a distribuição das gorduras no epitélio de 70 vesículas biliares humanas inflamadas e doentes com colecistite. O lípido neutro foi encontrado na base das células epiteliais em 90% e no ápice das células epiteliais em 10% e no tecido conjuntivo subjacente. [9] Pearson JF, Foster NE, et al em 1987 encontraram glicoproteína do muco nos cálculos biliares de colesterol humanos. [10] Yamigava H, Tamiyama H et al, em 1987, estudaram a colelitíase da vesícula biliar e encontraram histologicamente uma sequência de displasia e carcinoma. [11] Afdhal NH et al, em 1990, estudaram a nucleação de cristais de colesterol e descobriram que o muco da vesícula biliar desempenha um papel regulador na colelitíase, uma vez que promove a nucleação de cálculos. [12] Jeffrey GP, Reed WD, Carrelo S et al, em 1991, estudaram o estudo histológico e imuno-histoquímico das lesões da vesícula biliar na colangite esclerosante primária e descobriram a abundância de linfócitos e células plasmáticas na lâmina própria, folículos linfóides e inflamações crónicas moderadas a graves. Também encontraram o mesmo na colangite esclerosante primária e observaram uma quantidade adequada de folículos linfóides e plasmócitos na submucosa e inflamações crónicas moderadas a graves. [13] Badke A, Schwenk W, Bohm B, Stock W et al, em 1993, estudaram as alterações histológicas na vesícula biliar com colelitíase e encontraram alterações inflamatórias nalguns casos e alterações fibróticas noutros. Badke et al estudaram e investigaram as alterações histológicas na vesícula biliar inflamada afetada por colelitíase e encontraram alterações inflamatórias em algumas e alterações fibróticas noutras. [14] Gilloteaux J, Karkare S, Kelly T R, Hawkins W S et al, em 1997, estudaram o aspeto ultra-estrutural da vesícula biliar humana na colelitíase e descobriram que as glicoproteínas são responsáveis pela produção de cálculos através do lodo biliar. Gilloteaux et al. também estudaram e investigaram o aspeto morfológico da vesícula biliar humana doente e inflamada na colelitíase e observaram que as glicoproteínas são responsáveis pela produção de cálculos através da lama biliar. [15] Madrid J F, Hernandez F, Ballesta J et al, em 1997, estudaram a caraterização das glicoproteínas nas células epiteliais da vesícula biliar humana e de outros mamíferos e concluíram que a formação de cálculos biliares é provavelmente um processo complexo que depende de múltiplos factores. As glicoproteínas da mucosa são um dos factores envolvidos neste processo. [16] Attila Csendes, Gladys Smok, Patricio Burdiles, Juan Carlos Diaz, Fernando Maluenda & Owen Korn et al, em 1998, estudaram os achados histológicos da mucosa da vesícula biliar em 95 indivíduos de controlo e com cálculos biliares assintomáticos. Os seus resultados sugerem que podem ocorrer alterações inflamatórias crónicas na mucosa da vesícula biliar antes do aparecimento de cálculos macroscópicos. [17] Pai-Ching Seen, King-The Lee, Y:-E, Yuch-Erlia et al, em 1998, estudaram o conteúdo de mucina na vesícula biliar com cálculos de pigmento castanho ou cálculos combinados. Foi reconhecido que o muco da vesícula biliar desempenha um papel importante no desenvolvimento de cálculos biliares. Apesar dos diversos mecanismos de indução de cálculos e das diferenças na composição dos cálculos, existe um aumento quantitativo na produção de muco epitelial antes da formação de cálculos. [18] Jacques Jilloteaux a, LissaM. Tommasello b, Deborah A. Elgison c, et al, em 2003, estudaram os depósitos lipídicos e os mucossomas lipídicos na colecistite humana e a alteração ultra-estrutural dos depósitos da vesícula biliar humana, a fusão de depósitos lipídicos e de vesículas contendo muco, formando uma formação sub-estrutural complexa denominada lipomucossomas e alterações microvilares de microvilosidades esparsas e corpos basais. Pequenas estruturas carregadas de lípidos, como as vesículas do tipo VLDL, também se fundem com as vesículas de muco. A descamação das células epiteliais pode libertar e adicionar lipomucossomas ao lodo biliar e participar na formação de cálculos biliares com colelitíase crónica. A degeneração gordurosa das células epiteliais dispersas parece alterar o revestimento epitelial e favorecer alterações metaplásicas, incluindo lesões semelhantes a carcinoma in situ. Para além da deposição de lípidos nos macrófagos, os lípidos são também incorporados noutras células e tecidos da parede da vesícula biliar (endotélio dos capilares), no músculo liso e nos fibrócitos. [19] Martin English & David Hopwood et al, em 2005, estudaram os lípidos na mucosa da vesícula biliar humana num estudo histoquímico por microscopia de luz e eletrónica e descobriram a distribuição dos lípidos no epitélio de 70 vesículas biliares com colecistite. O lípido neutro foi encontrado na base das células epiteliais em 90% e no ápice em 10% das vesículas biliares. Os fosfolípidos estavam presentes no ápice das células epiteliais e no tecido conjuntivo subjacente. [20] Ganesh IM, Duraibabu Subramani & Devraj Halagowder et al, em 2007, estudaram o glicocálice da mucina no epitélio gástrico e da vesícula biliar e descobriram que a mucina é uma glicoproteína citoprotectora crítica e que foram descritas alterações estruturais do epitélio devidas às mucinas em diferentes condições patológicas. Ganesh et al também estudaram e investigaram a histoquímica da mucina no epitélio da vesícula biliar com cálculos. Observaram que a mucina desempenha um papel importante na formação de cálculos biliares. [21] Jacyna M R, Ganesh I M et al, em 2007, estudaram a histoquímica da mucina do epitélio da vesícula biliar contendo cálculos. Verificaram que a mucina desempenha um papel importante na formação de cálculos biliares. [22] Thomas Lamont J, Bernard F. Smith, James R L Moore et al, em 2008, estudaram o papel da mucina da vesícula biliar na fisiopatologia do cálculo biliar e descobriram que o passo crítico na formação do cálculo biliar de colesterol é a nucleação. A mucina, uma glicoproteína de elevado peso molecular segregada pelo epitélio da vesícula biliar e dos ductos biliares, é um agente pronucleante. [23] Lee KT, Sheen PC, Liu YE et al estudaram e investigaram o teor de mucina sulfo e sailo na vesícula biliar com cálculos de pigmento castanho ou cálculos combinados. Reconheceu-se que a mucina da vesícula biliar desempenha um papel importante no desenvolvimento de cálculos biliares. Apesar dos diversos mecanismos de indução de cálculos e das diferenças na composição dos cálculos, existe um aumento quantitativo na produção de sulfomucina epitelial e de muco antes da formação de cálculos. [24]

Capítulo 4
MATERIAL E MÉTODOS

O presente estudo procura descobrir os factores de risco para a formação de cálculos biliares na vesícula biliar. Para realizar um estudo caso-controlo na primeira fase, foram escolhidas para este estudo 100 vesículas biliares humanas normais e 50 (25+25) doentes com colelitíase e colecistite. As amostras de vesículas biliares humanas com colelitíase e colecistite e de controlo (vesícula biliar normal) foram obtidas no Department of Pathology M.G.M. Medical College, Kamothe, Navi-Mumbai (Índia) com a devida autorização aprovada pelo Hon'ble H.O.D. Department of Pathology. Esta experiência histológica é realizada no Departamento de Anatomia. Depois de recolhidas, as amostras foram conservadas em formalina a 10% durante 3 a 7 dias, até que a preservação dos tecidos fosse boa. Havia 44 amostras de colelitíase (colecistite crónica calculosa) e 16 amostras de colecistite, das quais 12 amostras de colecistite crónica e 4 amostras de colecistite folicular crónica. Foram seleccionadas 66 amostras de vesícula biliar normal em contraste com 44 amostras de vesícula biliar com colelitíase e as restantes 34 amostras normais foram seleccionadas em contraste com 16 amostras de vesícula biliar com colecistite na fase inicial deste estudo. Havia 22 amostras de colelitíase (colecistite crónica calculosa) e 8 amostras de colecistite, das quais 6 amostras eram de colecistite crónica e 2 amostras eram de colecistite folicular crónica. Foram seleccionadas 44 amostras de vesículas biliares normais, em contraste com 22 amostras de vesículas biliares com colelitíase, e as restantes 16 amostras normais foram seleccionadas em contraste com 8 amostras de vesículas biliares com colecistite na segunda e terceira fases deste estudo. As 50 amostras anormais que foram seleccionadas para a realização deste estudo, das 36 amostras encontradas, eram de colelitíase (colecistite crónica calculosa) e 14 amostras eram de colecistite, das quais 12 amostras eram de colecistite crónica e 2 amostras eram de colecistite folicular crónica. Foram utilizadas vesículas biliares humanas normais e doentes, de ambos os sexos. As estirpes eram Homo sapiens. O peso dos homens e das mulheres era de cerca de 65 a 75 kg e a faixa etária era de cerca de 45 a 55 anos na primeira fase deste estudo. O peso de ambos os sexos era de cerca de 60 a 70 kg e a faixa etária de cerca de 35 a 45 anos na segunda e terceira fases do estudo. Os tecidos foram etiquetados e submetidos a processamento histológico. [12, 13] Após o processamento adequado, de cada amostra foram retiradas 9 lâminas, das quais - 3 lâminas foram coradas com hematoxilina & eosina. 3 lâminas foram coradas pelo método combinado PAS-AB. 3 lâminas foram coradas pela coloração Sudan Black B, respetivamente, para histoquímica de rotina, de mucinas e de lípidos, para visualização e comparação das alterações histológicas predominantes neste estudo, em percentagem. Durante a segunda fase deste estudo, foram utilizadas e processadas 60 vesículas biliares humanas normais (grupo de controlo) e 30 (15+15) amostras anormais (grupo de casos) de vesículas biliares humanas com colecistite e colelitíase, das quais foram obtidas 9 lâminas (3 de cada) que foram coradas apenas com H&E (hematoxilina e eosina) para o cálculo das diferentes alterações histológicas em percentagem após visualização e fotografia em microscópio de luz. A fotografia foi tirada pelo Departamento de Arte e Fotografia, MGM Medical College, Kamothe, Navi-Mumbai. Também na terceira e última fase deste estudo, as mesmas 60 vesículas biliares humanas normais (grupo de controlo) &
30 (15+15) amostras anormais (grupo de casos) com colecistite e colelitíase foram obtidas, utilizadas e processadas por coloração H&E (hematoxilina e eosina), coloração PAS-AB combinada (reagente de ácido periódico de Schiff com coloração azul de Alcian) e coloração Sudan Black B, respetivamente, para estudo histoquímico de rotina, histoquímico de mucina e histoquímico de lípidos, o que também foi feito na primeira fase deste estudo. A estimativa das alterações histológicas predominantes nas várias camadas da vesícula biliar foi efectuada estatisticamente para mostrar a diferença de percentagem entre colecistite e colelitíase. A estimativa foi comparada entre camadas histológicas específicas da vesícula biliar com colecistite e colelitíase através da aplicação bem sucedida do protocolo histoquímico de rotina, de mucinas e de lípidos.

Método de processamento-:

Dia 1: Tecido marcado mantido em formalina a 10% durante a noite.

↓

Dia 2: Em seguida, o tecido marcado foi mantido em diferentes gradações ascendentes de álcool,

↓

-> Em álcool a 70%: Durante 45 minutos

↓

->Em álcool a 80% I: Durante 45 minutos

↓

Em álcool a 80% II: Durante 45 minutos

↓

->Em álcool a 90%: Durante 45 minutos

↓

->Em álcool absoluto I: Durante 30 minutos

↓

->Em álcool absoluto II: Durante 30 minutos

↓

->Em xileno I: Durante 1 hora

↓

->Em Xileno II: Durante 1 hora

Dia 3: O tecido foi embebido em parafina durante uma noite e, em seguida, foi feito o trabalho de fazer blocos, aparar, cortar secções, aplanar em banho-maria, colar lâminas com albumina de ovo e, finalmente, as lâminas foram mantidas na incubadora. [12] De cada amostra foram retiradas 9 lâminas, das quais,

^ 3 lâminas foram coradas com Hematoxilina & Eosina.

^ 3 lâminas foram coradas pela coloração combinada PAS-AB.

^ 3 lâminas foram coradas com Sudan Black B.

Coloração com hematoxilina e eosina:

Reagente necessário para a coloração com hematoxilina:

1. Cristal de hematoxilina: 1gm.
2. Álcool 95%: 10 ml
3. Alúmen de amónio e potássio: 20gm.
4. Água destilada: 200ml
5. Óxido de mercúrio: 0,5 g.

Reagente necessário para a coloração com eosina:

1. Água de eosina (Y) absoluta: 1gm
2. Água destilada: 80ml
3. Álcool a 95%: 320 ml
4. Ácido acético glacial: 0,4 ml

Reagente necessário para o álcool ácido a 1% como diferenciador:

1. Conc. Ácido clorídrico: 1ml
2. Água destilada: 99 ml

Preparação de lâminas para coloração (H&E):

->As 75 lâminas iniciais foram desparafinizadas mantendo-as sobre uma placa quente.

↓

Mantido em Xileno I durante 5 minutos.

↓

Mantido em Xileno II durante 5 minutos.

↓

Mantido em álcool a 90% durante 5 minutos.

↓

Mantido em álcool absoluto durante 5 minutos.

-> Em seguida, mergulhar em água destilada durante 1 a 2 minutos.

-> Em seguida, manter em solução de hematoxilina durante 5 a 7 minutos.

Em seguida, mergulhar em água destilada durante 1 a 2 minutos.

-> Depois, para diferenciação, as lâminas foram submetidas a 1 imersão em álcool ácido a 1%.

-> Depois, manter em água corrente da torneira até à coloração azul das lâminas (aproximadamente 5 minutos)

-> Em seguida, as lâminas foram mergulhadas uma vez na solução de eosina.

Em seguida, manter em álcool a 70% durante 5 minutos.

Em seguida, manter em álcool a 90% durante 5 minutos.

-> Em seguida, manter em álcool absoluto durante 5 minutos.

-> Em seguida, manter em xileno I durante 5 minutos.

-> Em seguida, manter em Xileno II durante 5 minutos.

-> Em seguida, as lâminas foram montadas e etiquetadas.

Em seguida, as lâminas foram armazenadas numa caixa de lâminas.
Resultado: Núcleos: Azul
Citoplasma: cor-de-rosa. [12]
Reagente necessário para a coloração de Schiff com ácido periódico -:
1. Fucsina básica: 1 gm.
2. Metabissulfato de sódio: 1 gm
3. Conc. Ácido clorídrico-: 20ml
4. Carvão vegetal em pó-: 1gm.
Reagente necessário para o ácido periódico a 0,5%:
Fórmula geral:
1. Ácido Periódico-: 0,5gm
2. Água destilada-: 100ml
Azul de Alcian (Ph2.5)-:
Fórmulas de reagentes:
1. Azul de Alcian: 0,5gm
2. Ácido acético glacial: 3cm^3 (3ml.)
3. Água destilada: 100cm^3 (100ml.)
Obtém-se assim uma solução de coloração de azul de Alcian com Ph 2,5 após o ajuste do Ph da solução no medidor de Ph.
Reagente necessário para o Mordanter (ácido fosfomolíbdico aquoso a 1%)-:
1. Ácido fosfomolíbdico: 1 ml
2. Água destilada: 99 ml

Fórmula do reagente para o contracorante (vermelho neutro aquoso a 1%):
1. Vermelho neutro: 1gm.
2. Água destilada-: 99ml
Azul de Alcian (Ph1)-:
Reagente necessário:
1. Azul de Alcian: 1gm.
2. Ácido clorídrico 0,1N: $100cm^3$ (100ml.)
Obtém-se assim uma solução de azul de Alcian Ph1.0 após ajuste do Ph da solução no medidor de Ph.
Procedimento de coloração da coloração combinada PAS-AB:
->As 75 lâminas seguintes foram desparafinizadas, mantendo-as sobre uma placa quente.
Procedimento de coloração inicial com Alcian blue Ph 2.5:
->Em seguida, as lâminas foram mergulhadas em água destilada durante 1 a 2 minutos.

De seguida, corar com solução de Alcian Blue (Ph2.5) durante 10 a 30 minutos.

->Em seguida, enxaguadas em água destilada e lavadas em água corrente da torneira durante 5 minutos.

De seguida, as lâminas foram mordidas com ácido fosfomolíbdico aquoso a 1% durante 10 minutos.

De seguida, as lâminas foram contra-coradas com vermelho neutro aquoso a 1% durante 15 minutos.

->Em seguida, as lâminas foram desidratadas em álcool de grau crescente e limpas com xileno.
Resultado: Mucopolissacárido ácido: Azul
Núcleos: Vermelho
Procedimento subsequente de coloração com Alcian Blue (Ph1):
-As secções foram colocadas em água destilada.

-> As secções foram então coradas com solução de Alcian Blue (Ph1) durante 10 a 13 minutos.

-> As secções foram então lavadas brevemente em HCL 0,1n (1 mergulho)

->Em seguida, as lâminas foram secas e desidratadas em graus crescentes de álcool. (90% e absoluto)

->Por fim, as secções são limpas em xileno.
Resultado: Mucopolissacáridos sulfatados: Azul acastanhado
Mucoprotien: Azul
Procedimento de coloração final com P.A.S.
Em seguida, as lâminas foram mantidas em água destilada para hidratação.

Em seguida, as lâminas foram mantidas em Xileno I durante 5 minutos.

↓

Em seguida, as lâminas foram mantidas em Xileno II durante 5 minutos.

↓

Em seguida, as lâminas foram mantidas em álcool a 90% durante 5 minutos.

↓

Em seguida, as lâminas foram mantidas em álcool absoluto durante 5 minutos.

↓

Em seguida, as lâminas foram colocadas em ácido periódico a 0,5% durante 5 a 7 minutos.

↓

Em seguida, todas as lâminas foram lavadas com água destilada

↓

Seguindo o método convencional, todas as lâminas foram colocadas no reagente de Schiff durante 30 minutos à temperatura ambiente.

↓

Em seguida, as lâminas foram contra-coradas com solução de hematoxilina durante 3 minutos.

↓

Em seguida, as lâminas foram etiquetadas.

↓

Em seguida, as lâminas foram montadas com solução DPX.

↓

Em seguida, as lâminas foram armazenadas.
Resultado:
Mucina ácida: Azul acastanhado, azul intenso

Mucina neutra: Azul fraco com vermelho magenta. [12]
Sudan Black B para coloração de lípidos:
-^Fixação: Solução salina formal
-> Secção: Secção das 10 às 15 horas.
Fórmula dos reagentes: 1. Sudan Black B: 1gm.
2. Fosfato de trietilo aquoso a 60% (Fosfato de trietilo: 60ml+Água destilada40ml.): $100cm^3$ (100ml.)

Procedimento de coloração:^As 75 lâminas subsequentes foram coradas com Sudan Black B. Ver o efeito dos lípidos no epitélio da vesícula biliar humana.

↓

->As secções foram bem lavadas em 100 ml de fosfato de trietilo aquoso a 60% durante 2 a 3 minutos.

↓

As secções foram imersas na solução de coloração Sudan Black B durante 10 a 15 minutos.

↓

->Em seguida, as secções foram lavadas para eliminar o excesso de corante em solução aquosa de trietilfosfato a 60%.

↓

->Em seguida, as secções foram lavadas em água destilada.

↓

Os núcleos são contra-corados com hematoxilina de alumínio durante 2 a 3 minutos.

↓

->As secções de novo foram lavadas em água corrente da torneira até à coloração azul.

↓

->As secções foram montadas com uma lamela utilizando um agente de montagem aquoso.
Resultado:
Lípido simples: Vermelho vivo
Compostos ou outros lípidos: Cor de cinza preta menos fortemente avermelhada. [12, 13]

Capítulo 5
RESULTADOS

Na fase inicial deste estudo, através de uma abordagem histoquímica de rotina, foram observados diferentes achados histológicos nas várias camadas da vesícula biliar com colelitíase e colecistite, que foram comparados entre si e com o controlo. Nas amostras de colelitíase, as lâminas de H&E mostraram uma quebra mínima e máxima na continuidade do epitélio na parte supranuclear. Não foram encontradas células caliciformes. A distorção epitelial em forma de favo de mel foi observada. As hemorragias sub-epiteliais foram observadas. A displasia epitelial, a hiperplasia e a integridade também foram observadas. Foram observados danos extensos nesta camada. A mucosa apresentava erosão e ramificação. Observou-se uma infiltração máxima a mínima de linfócitos e uma proliferação de tecido linfoide em camadas sucessivas. As amostras de colelitíase também apresentavam as seguintes alterações na camada muscular mencionadas acima. O padrão normal do epitélio foi perturbado, foram encontrados múltiplos vasos sanguíneos com hemorragias; observou-se uma infiltração máxima de linfócitos e macrófagos. Observou-se uma extensa degeneração das vilosidades, do tecido linfoide e uma proliferação de células plasmáticas. Foram encontrados seios de Rokitansky Aschoff, que se apresentavam invaginados desde a camada muscular até à camada perimuscular. A serosa apresentava os mesmos achados que a camada perimuscular, para além de uma infiltração mínima de linfócitos e hemorragias sub-serosas.

Preparar lâminas com resultados histológicos por ordem -:

Diapositivo nº 1 - Achados histológicos (Colecistite crónica de cálculo)

	H&E (DIAPOSITIVO 1.3)	PAS-AB (DIAPOSITIVO 1.2)	SUDÃO-PRETO B (DIAPOSITIVO 1.2)
Alterações no epitélio	-Rutura da continuidade do epitélio na parte supra nuclear. -Não se encontram células caliciformes. -Distorção epitelial observada. -Hemorragias subepiteliais observadas.	-Cor azul acastanhada intensa observada na porção supra nuclear e infranuclear do epitélio s/o efeito da sulfomucina (mucina ácida). -Azul intenso mais profundo visto no interior do epitélio s/o efeito da sailomucina (mucina ácida). -Mais profundamente, observa-se um vermelho magenta fraco e um azul fraco, a par de um efeito de mucina neutra fraca.	-Os lípidos epiteliais observados na porção supra nuclear, de cor azul-escura, são.
Alterações na lâmina própria	-Irregularidade observada. -Infiltração máxima de linfócitos. Observam-se 6 a 7 folículos linfóides por campo visual.	-A lâmina própria em diante apareceu como azul fraco, azul intenso e vermelho magenta, sugerindo um efeito combinado de mucina.	-Lípidos dispersos observados a partir daí.

	H&E	PAS-AB	SUDÃO-PRETO B
Alterações da camada muscular	-Padrão normal perturbado. -Múltiplos vasos sanguíneos dilatados que apresentam hemorragias.	-fazer-	O lípido epitelial encontra-se incorporado nas sucessivas camadas mais profundas.
	-Infiltração máxima de linfócitos observada.		
Alterações na camada perimuscular	-Infiltração média de linfócitos.	-fazer-	-fazer
Alterações na serosa	-Infiltração mínima de linfócitos observada em forma de aglomerado. Hemorragias sub-serosas encontradas.	-Efeito salomucina observado em todo o produto, uma vez que a cor parece ser azul intenso.	-fazer-

Lado n.º 2 - Achados histológicos (Colecistite crónica de cálculo)

	H&E (DIAPOSITIVO 2.1)	PAS-AB (DIAPOSITIVO 2.1)	SUDÃO-PRETO B (DIAPOSITIVO2.2)
Alterações no epitélio	-Rutura da continuidade do epitélio na parte supra apical. -Não foram encontradas células caliciformes. -Displasia epitelial com distorção observada.	-A cor apareceu azul intenso s/o efeito mucina predominantemente sailo.	-Lípido epitelial observado na porção supra nuclear, que se revelou de cor negra azulada.

Alterações na lâmina própria	-Irregularidade observada. -Infiltração máxima de linfócitos, 1-2 macrófagos, 1-2 células plasmáticas por campo visual.	-A cor apareceu azul intenso s/o efeito mucina predominantemente sailo	-Lípidos dispersos observados a partir daí.
Alterações da camada muscular	-Padrão normal perturbado. -Infiltração máxima de linfócitos com 2 a 3 macrófagos.	-A cor apareceu azul intenso s/o efeito mucina predominantemente sailo	O lípido epitelial encontra-se incorporado nas sucessivas camadas mais profundas.
Alterações da camada perimuscular	-Infiltração média de linfócitos. -1 a 2 macrófagos e 2 a 3 plasmócitos por campo visual.	-A cor apareceu azul intenso s/o efeito mucina predominantemente sailo	-fazer
Alterações na serosa	-Infiltração mínima de linfócitos observada em forma de aglomerado. Observam-se 1 a 2 macrófagos e plasmócitos.	-Efeito da salomucina observado em todo o produto, uma vez que a cor aparece com um azul intenso.	-fazer-

Slide No.-3 Achados Histológicos (Colecistite Crónica de Cálculo)

Alterações em epitélio	H&E (Diapositivo 3.3) -Pausa mínima na continuidade do epitélio observada na parte supra nuclear. -Não foram encontradas células caliciformes - Distorção epitelial com displasia.	PAS-AB (Slide3.2) -Castanho intenso Cor azul observada na porção supra nuclear e infranuclear do epitélio s/o efeito da sulfomucina (mucina ácida).	SUDÃO-BLACK B (Diapositivo 3.1) -Lípido epitelial observada na porção supra nuclear, que é de cor azul escuro.

Alterações na lâmina própria	-Irregularidade registada. -Infiltração máxima de linfócitos observada com um mínimo de macrófagos e plasmócitos.	-A lâmina própria em diante e as cores mais profundas apareceram azul fraco, azul intenso e vermelho magenta, sugerindo um efeito combinado de mucina.	-Lípidos dispersos observados a partir daí.
Alterações na camada muscular	-Padrão normal perturbado. - Infiltração máxima de linfócitos.	-fazer-	O lípido epitelial encontra-se incorporado nas sucessivas camadas mais profundas.
Alterações da camada perimuscular	-Infiltração média de linfócitos.	-fazer-	-fazer
Alterações na serosa	-Infiltração mínima de linfócitos observada em forma de aglomerado. Hemorragias sub-serosas encontradas.	-fazer-	-fazer-

Slide No.-4 Achados Histológicos (Colecistite Crónica de Cálculo)

	H&E (SLIDE4.2)	PAS-AB (DIAPOSITIVO 4.3)	SUDÃO PRETO B (DIAPOSITIVO4.1)
Alterações no epitélio	-Epitélio distorcido onde quer que esteja presente, nota-se que é plano. -Não foram encontradas células de Goblet. -A inflamação do epitélio é referida como displasia e hiperplasia epitelial.	-O epitélio tem um aspeto vermelho magenta fraco e/ou um fraco efeito de mucina neutra.	-Lípidos epiteliais observados na porção supra nuclear, de cor negra.
Alterações na lâmina própria	-Irregularidade observada. - Infiltração máxima de linfócitos, 1 a 2 plasmócitos, 1 a 2 macrófagos por campo visual.	-A cor apareceu azul intenso s/o efeito mucina predominantemente sailo	-Lípidos dispersos vistos a partir daí.

	- Irregularidades observadas. - Infiltração de linfócitos de grau médio. Observam-se vasos sanguíneos dilatados que se verifica que já está a sangrar. Encontram-se -2 a 3 vilosidades por campo visual.	-A cor apareceu azul intenso s/o efeito mucina predominantemente sailo	-Os lípidos epiteliais encontram-se incorporados em sucessivas camadas mais profundas.
Alterações na camada muscular			
Alterações da camada perimuscular	- Irregularidade registada. - Observa-se uma infiltração de linfócitos de grau médio.	-A cor apareceu azul intenso s/o efeito mucina predominantemente sailo	-fazer
Alterações na serosa	-Irregularidade observada. - Infiltração mínima de linfócitos.	-Efeito da salomucina observado em todo o produto, uma vez que a cor aparece num azul intenso.	fazer

S ide No.5 - Achados Histológicos (Colecistite Crónica de Cálculo)

	H&E (SLIDE5.3)	PAS-AB (DIAPOSITIVO 5.3)	SUDÃO PRETO B (DIAPOSITIVO5.3)
Alterações no epitélio	-O epitélio apresenta-se distorcido e achatado. -Não se encontram células caliciformes.	-Cor azul acastanhada intensa observada na porção supra nuclear e na porção infranuclear do epitélio s/o efeito da sulfomucina (mucina ácida). Observa-se um azul intenso mais profundo no interior, devido ao efeito da mucina de silo (mucina ácida). -Mais profundo visto vermelho magenta fraco e azul fraco s/o fraco efeito de mucina neutra.	-Lipídio epitelial observado na porção supra nuclear, de cor azul-escura.

Alterações na lâmina própria	-Infiltração máxima de linfócitos e macrófagos.	-A parte periférica da lâmina própria apresentou um vermelho magenta profundo e/ou um efeito de mucina neutra.	-Lípidos dispersos vistos a partir daí.
Alterações na camada muscular	-Infiltração de linfócitos de grau médio. Encontram-se vasos sanguíneos dilatados que já estão a sangrar.	-A cor apareceu azul intenso s/o efeito predominante da sailomucina.	O lípido epitelial encontra-se incorporado nas sucessivas camadas mais profundas.
Alterações da camada perimuscular	-Irregularidade observada. -Infiltração de grau médio de linfócitos sob a forma de manchas.	-A cor apareceu azul intenso s/o efeito predominante da sailomucina.	-fazer
Alterações na serosa	-Irregularidade observada. -Infiltração mínima de linfócitos.	-A cor apareceu azul intenso s/o efeito predominante da sailomucina.	-fazer-

S ide n.º 6 - Achados histológicos (cistite crónica por cálculo)

	H&E (SLIDE6.4)	PAS-AB (DIAPOSITIVO6.1)	SUDÃO NEGRO B (DIAPOSITIVO6.1)

Alterações no epitélio	-Rutura máxima de continuidade observada. -Não foram encontradas células caliciformes. O epitélio apresenta-se distorcido, com a forma de um favo de mel.	A porção supra nuclear do epitélio apresenta uma cor azul acastanhada, o que sugere um efeito ácido da sulfo-mucina.	-Lipídio epitelial observado na porção supra nuclear, de cor azul-escura.
Alterações na lâmina própria	-Múltiplos vasos sanguíneos encontrados que estão a sangrar. -Infiltração máxima de linfócitos e macrófagos.	-A lâmina própria em diante apareceu azul intenso, azul fraco e vermelho magenta, sugerindo um efeito combinado de mucina.	-Lípidos dispersos observados a partir daí.
Alterações na camada muscular	-Infiltração máxima de linfócitos e macrófagos.	-A lâmina própria em diante apareceu azul intenso, azul fraco e vermelho magenta, sugerindo um efeito combinado de mucina.	O lípido epitelial encontra-se incorporado nas sucessivas camadas mais profundas.
Alterações da camada perimuscular	-Quebra de continuidade com múltiplas lacunas. -Infiltração de linfócitos de grau médio. -Folículo linfoide com tecido linfoide encontrado 5 a 6 por campo visual.	-A lâmina própria em diante apareceu azul intenso, azul fraco e vermelho magenta, sugerindo um efeito combinado de mucina.	-fazer
Alterações na serosa	-Infiltração mínima de linfócitos.	-A cor apareceu azul fraco e vermelho magenta, sugerindo um efeito fraco de mucina neutra.	-fazer-

<u>Slide No.-7 Achados Histológicos (Colecistite Crónica de Cálculo)</u>

	H&E (SLIDE7.4)	PAS-AB (DIAPOSITIVO7.4)	SUDÃO PRETO B (DIAPOSITIVO7.3)
Alterações no epitélio	-Rutura máxima de continuidade constatada. -Danos extensos observados. -Distorção epitelial de aspeto plano.	-Cor azul acastanhada intensa observada na porção supra nuclear e na porção infranuclear do epitélio s/o efeito da sulfomucina (mucina ácida). -Observa-se um azul intenso mais profundo no interior, devido ao efeito da mucina de silo (mucina ácida). -Mais profundo visto vermelho magenta fraco e azul fraco s/o fraco efeito de mucina neutra.	-Lípidos epiteliais observados na porção supra nuclear, de cor negra azulada.
Alterações na lâmina própria	-Infiltração máxima de linfócitos e plasmócitos. -Danos extensos observados.	-A lâmina própria em diante apareceu azul fraco, azul intenso e vermelho magenta, sugerindo um efeito combinado de mucina.	-Lípidos dispersos observados a partir daí.
Alterações da camada muscular	-Irregular, foram encontradas várias lacunas. -Máximo de infiltração de linfócitos observada.	-fazer-	O lípido epitelial encontra-se incorporado nas sucessivas camadas mais profundas.
Alterações da camada perimuscular	-Sinais de Aschoff de Rokitansky observados 2-3 por campo visual. -Infiltração de grau médio observada.	-fazer-	-fazer
Alterações na serosa	-Irregularidade constatada. - Infiltração mínima registada.	-Efeito da salomucina observado em todo o produto, uma vez que a cor aparece num azul intenso.	-fazer-

S ide No.8. Achados histológicos (Colecistite crónica calculosa)

	H&E (SLIDE8.5)	PAS-AB (DIAPOSITIVO8.2)	SUDÃO PRETO B (DIAPOSITIVO8.2)
Alterações no epitélio	-Nota-se um epitélio intacto máximo. -Rutura mínima da continuidade observada. -Muitas células caliciformes entre o epitélio. - Hemorragias registadas.	-Células globosas de cor magenta escura e/ou fraco efeito de mucina neutra. -O epitélio apresenta uma cor magenta escura e/ou um forte efeito de mucina neutra.	-Lípidos epiteliais observados na porção supra nuclear, de cor negra azulada.
Alterações na lâmina própria	-Alta infiltração de linfócitos 4 a 5 macrófagos 2 a 3 plasmócitos por campo visual. -Irregularidade observada.	-A lâmina própria apresenta uma cor magenta escura e/ou um fraco efeito de mucina neutra.	-Lípidos dispersos observados a partir daí.
Alterações da camada muscular	-Irregularidade detectada. - Lacuna encontrada. -Infiltração máxima de linfócitos observada. Observam-se 3-4 folículos linfóides por campo visual e tecidos linfóides.	-fazer-	O lípido epitelial encontra-se incorporado nas sucessivas camadas mais profundas.
Alterações da camada perimuscular	-Infiltração média de linfócitos, 2 a 3 plasmócitos e 1 a 2 macrófagos por campo visual. - Irregularidade observada. - Lacuna com a camada anterior.	A camada interna apresenta uma cor azul intensa e/ou um efeito predominante de mucina de silo.	-fazer

Alterações na serosa	-Infiltração mínima de linfócitos. Observa-se tecido adiposo sub-seroso. -Múltiplas células adiposas observadas na serosa. -Hemorragias intersticiais	--A camada serosa apresenta uma coloração azul intensa e/ou um efeito de mucina predominantemente sailo.	-fazer-

Lado No.9. Achados Histológicos (Colecistite crónica calculosa)

	H&E (SLIDE9.5)	PAS-AB (DIAPOSITIVO9.3)	SUDÃO PRETO B (DIAPOSITIVO9.1)
Alterações no epitélio	-Nota-se um epitélio intacto máximo. -Rutura mínima da continuidade observada. -Não se encontram células caliciformes. - Hemorragias epiteliais observadas.	A porção supra nuclear do epitélio apresenta-se azul acastanhada, o que sugere o efeito da mucina ácida (sulfo-mucina).	-Lípidos epiteliais observados na porção supra nuclear, de cor negra azulada.
Alterações na lâmina própria	-Alta infiltração de linfócitos 2 a 4 macrófagos 1 a 2 plasmócitos por campo visual. - Irregularidade observada. - Infiltração de tecido linfoide.	-Cor azul fraco, azul intenso e vermelho magenta, sugestivo do efeito de combinação de mucinas.	-Lípidos dispersos observados a partir daí.
Alterações da camada muscular	-Irregularidade detectada. - Lacuna encontrada. -Infiltração máxima observada.	-Cor azul fraco, azul intenso e vermelho magenta, sugestivo do efeito de combinação de mucinas.	O lípido epitelial encontra-se incorporado nas sucessivas camadas mais profundas.

Alterações da camada perimuscular	-Infiltração máxima de linfócitos, 2 a 4 plasmócitos e 1 a 2 macrófagos por campo visual. -Irregularidade observada. -Lacuna com a camada anterior.	-Cor azul fraco, azul intenso e vermelho magenta, sugestivo do efeito de combinação de mucinas.	-fazer
Alterações na serosa	-Infiltração mínima de linfócitos. Hemorragias sub-serosas observadas.	-A cor apareceu azul intenso, sugerindo um efeito de sailo-mucina.	-fazer-

Slide No.10. Achados Histológicos (Colecistite Crónica)

	H&E (DIAPOSITIVO10.5)	PAS-AB (DIAPOSITIVO10.3)	SUDÃO PRETO B (DIAPOSITIVO10.1)
Alterações no epitélio	-Nota-se um epitélio intacto máximo. -Rutura máxima de continuidade observada. -Não foram encontradas células caliciformes. Observou-se displasia e hiperplasia epitelial.	-A cor parece ser azul intenso e/ou efeito mucina predominantemente sailo.	Lípido epitelial observado na porção supra nuclear, de cor azul-escura.
Alterações na lâmina própria Alterações em	-Infiltração máxima de linfócitos observada. -Irregularidade observada. -O infiltrado linfocitário parecia estar a aumentar de espessura e/ou a proliferar. Irregularidade regiotada.	-A cor apareceu azul intenso s/o efeito mucina predominantemente sailo -A cor apareceu	-Lípidos dispersos vistos a partir daí. -Os lípidos epiteliais são

camada muscular	-Lacuna encontrada. -9a 10villis por campo visual. --Infiltração máxima de linfócitos 2 a 3 macrófagos 1 a 2 plasmócitos por campo visual.	azul intenso s/o efeito predominante de mucina sailo	que se encontram embutidos em camadas sucessivamente mais profundas.
Alterações da camada perimuscular	-Infiltração média de linfócitos, 2 a 4 plasmócitos e 1 a 2 macrófagos por campo visual. -Descobriu-se uma lacuna com a camada anterior.	-A cor apareceu azul intenso s/o efeito mucina predominantemente sailo	-fazer
Alterações na serosa	-Infiltração mínima de linfócitos. -Presença de fibras musculares que se estendem em diferentes direcções.	-Efeito salomucina observado em todo o produto, uma vez que a cor parece ser azul intenso.	-fazer-

Slide No.11. Achados Histológicos (Colecistite Crónica)

	H&E (DIAPOSITIVO11.4)	PAS-AB (DIAPOSITIVO11.4)	SUDÃO PRETO B (DIAPOSITIVO11.1)
Alterações no epitélio	-Nota-se um epitélio intacto máximo. -Rutura mínima da continuidade observada. -Não foram encontradas células caliciformes. -Hiperplasia epitelial observada.	-A porção supranuclear apresentava uma coloração vermelho magenta e/ou efeito de mucina neutra. -O resto de todas as camadas apresentava uma mistura de vermelho magenta e azul intenso, com efeito de mucina neutra e de sailomucina.	Lípido epitelial visto na porção supra nuclear, de cor azul-preta.

Alterações na lâmina própria	-Infiltração máxima de linfócitos observada. -Irregularidade observada. -Aumento da espessura.	-A cor apareceu azul intenso s/o efeito sailomucina.	-Lípidos dispersos observados a partir daí.
Alterações da camada muscular	-Irregularidade detectada. -Lacuna encontrada. -Sinus de Rokitansky Aschoff encontrados 1 a 2 por campo visual. -9 a 10 seios encontrados. --Infiltração máxima de linfócitos 2 a 3 macrófagos 1 a 2 plasmócitos por campo visual.	-A cor apareceu azul intenso s/o efeito sailomucina.	O lípido epitelial encontra-se incorporado nas sucessivas camadas mais profundas.
Alterações da camada perimuscular	-Infiltração média de linfócitos, 2 a 4 plasmócitos e 1 a 2 macrófagos por campo visual.	-A cor apareceu azul intenso s/o efeito sailomucina.	-fazer
Alterações na serosa	-Infiltração mínima de linfócitos. Hemorragias sub-serosas observadas.	-A cor apareceu azul intenso s/o efeito sailomucina.	-fazer-
Slide No.12. Achados Histológicos (Colecistite crónica calculosa)	H&E (DIAPOSITIVO12.1)	PAS-AB (DIAPOSITIVO12.1)	SUDÃO NEGRO B (DIAPOSITIVO12.1)

Alterações no epitélio	- Observa-se um mínimo de epitélio intacto. -Rutura máxima da continuidade observada. -Não se encontram células caliciformes. -Displasia epitelial observada. -Mucosa erosionada observada.	-Cor azul acastanhada intensa observada na porção supra nuclear e infranuclear do epitélio s/o efeito da sulfomucina (mucina ácida). -Mais profundamente, observa-se um vermelho magenta fraco e um azul fraco, o que indica um efeito fraco da mucina neutra.	-Lípido epitelial observado na porção supra nuclear, de cor negra azulada.
Alterações na lâmina própria	-A lâmina basal apresenta uma elevada infiltração de linfócitos 1 a 2 macrófagos 1 a 2 plasmócitos por campo visual. - Irregularidade.	-A lâmina própria em diante apareceu azul fraco, azul intenso e vermelho magenta, sugerindo um efeito combinado de mucina.	-Lípidos dispersos vistos a seguir.
Alterações da camada muscular	-Irregularidade observada. -Seios de Aschoff de Rokitansky encontrados 6 a 7 por campo visual. -7 a 8 vilosidades encontradas.	-fazer-	O lípido epitelial encontra-se incorporado nas sucessivas camadas mais profundas.
Alterações da camada perimuscular	-Infiltração máxima de linfócitos, 2 a 4 plasmócitos e 1 a 2 macrófagos por campo visual. -A invasão do seio ocorre da camada muscular para a perimuscular.	-fazer-	-fazer
Alterações na serosa	-Infiltração mínima de linfócitos. -Hemorragia subserosa observada.	-Efeito da salomucina observado em todo o produto, pois a cor apareceu como azul intenso.	-fazer-

<u>Slide No.13. Achados Histológicos (Colecistite crónica calculosa)</u>

	H&E (DIAPOSITIVO13.1)	PAS-AB (DIAPOSITIVO13.1)	SUDÃO NEGRO B (DIAPOSITIVO13.1)
Alterações no epitélio	-Rutura da continuidade do epitélio na parte supra nuclear - Não se observam células caliciformes. Observou-se displasia epitelial. -Ramificação da mucosa observada.	-Cor azul acastanhada intensa observada na porção supra nuclear e infranuclear do epitélio s/o efeito da sulfomucina (mucina ácida). -Mais profundamente, observa-se um vermelho magenta fraco e um azul fraco, o que indica um efeito fraco da mucina neutra.	Lípido epitelial observado na porção supranuclear, de cor azul-escura.
Alterações na lâmina própria	-High infiltration of lymphocytes noted. 1a2macrófagos 1a2 plasmócitos por campo visual. -Irregularidade observada.	-A lâmina própria em diante apareceu azul fraco, azul intenso e vermelho magenta sugestivo de um efeito combinado de mucina.	-Lípidos dispersos vistos a partir daí.
Alterações da camada muscular	-Irregularidade constatada. -Lacuna encontrada com a camada anterior. -7 a 8 vilosidades encontradas. --Alta infiltração de linfócitos.	-fazer-	O lípido epitelial encontra-se incorporado nas sucessivas camadas mais profundas.
Alterações da camada perimuscular	-Infiltração máxima de linfócitos, 2 a 4 plasmócitos e 1 a 2 macrófagos por campo visual. -Lacuna encontrada com a camada anterior.	-fazer-	-fazer
Alterações na serosa	-Infiltração mínima de linfócitos. Hemorragias sub-serosas observadas.	-Efeito da salomucina observado em todo o produto, uma vez que a cor aparece num azul intenso.	-Lipídio epitelial de cor negra.

Slide No.14. Achados Histológicos (Colecistite Crónica)

	H&E (DIAPOSITIVO14.3)	PAS-AB (DIAPOSITIVO14.1)	SUDÃO PRETO B (DIAPOSITIVO14.1)
Alterações no epitélio	-Mínimo epitelial intacto observado. -Rutura máxima de continuidade observada. -Não foram encontradas células caliciformes. -Displasia epitelial observada.	-A porção supranuclear apresentava uma coloração vermelho magenta e/ou efeito de mucina neutra. -O resto de todas as camadas apresentava uma mistura de vermelho magenta e azul intenso, com efeito de mucina neutra e de sailomucina.	-Lipídio epitelial visto na porção supra nuclear, de cor azul-escura.
Alterações na lâmina própria	-Infiltração máxima de linfócitos observada. -Irregularidade observada. -Mucosa erosionada. - Observam-se hemorragias irregulares e raras.	-A cor apareceu azul intenso s/o efeito sailomucina.	-Lípidos dispersos observados a partir daí.
Alterações da camada muscular	-Irregularidade detectada. -Desvio encontrado. - Sinais de Aschoff de Rokitansky encontrados 1 a 2 por campo visual. -12 a 13 vilosidades encontradas. --Infiltração máxima de linfócitos 1 a 2 macrófagos 1 a 2 plasmócitos por campo visual.	-A cor apareceu azul intenso s/o efeito sailomucina.	O lípido epitelial encontra-se incorporado nas sucessivas camadas mais profundas.
Alterações da camada perimuscular	-Infiltração média de linfócitos, 2 a 4 plasmócitos e 1 a 2 macrófagos por campo visual. -Descoberta de uma lacuna com a camada anterior.	-A cor apareceu azul intenso s/o efeito sailomucina.	-fazer

Alterações na serosa	-Infiltração mínima de linfócitos observada. -Sub serosa	-A cor apareceu azul intenso s/o efeito sailomucina.	-fazer-

Hemorragias ligeiras observadas.

No.15. Achados Histológicos (Colecistite crónica calculosa)

	H&E (DIAPOSITIVO15.5)	PAS-AB (DIAPOSITIVO15.2)	SUDÃO NEGRO B (DIAPOSITIVO15.2)
Alterações no epitélio	-Nota-se um epitélio intacto máximo. -Rutura mínima da continuidade observada. -Não foram encontradas células caliciformes. -Displasia epitelial observada. -Mucosa erosionada observada.	-Cor azul acastanhada intensa observada na porção supra nuclear e na porção infranuclear do epitélio s/o efeito da sulfomucina (mucina ácida). Mais profundamente, observa-se um vermelho magenta fraco e um azul fraco, indicando um efeito fraco da mucina neutra.	-Lipídio epitelial observado na porção supra nuclear, de cor azul-escura.
Alterações na lâmina própria	-Alta infiltração de linfócitos 1 a 2 macrófagos 1 a 2 plasmócitos por campo visual. -Irregularidade observada. -Espessura aumentada	-A lâmina própria em diante apareceu azul fraco, azul intenso e vermelho magenta, sugerindo um efeito combinado de mucina.	-Lípidos dispersos observados a partir daí.

Alterações da camada muscular	-Irregularidade detectada. -Desvio encontrado. -Sinus de Aschoff de Rokitansky encontrados 1 a 2 por campo visual. -12 a 13 vilosidades por campo visual.	-fazer-	O lípido epitelial encontra-se incorporado nas sucessivas camadas mais profundas.
Alterações da camada perimuscular	-Infiltração máxima de linfócitos, 2 a 4 plasmócitos e 1 a 2 macrófagos por campo visual. -Irregularidade observada. -Lacuna com a camada anterior.	-fazer-	-fazer
Alterações na serosa	-Infiltração mínima de linfócitos. Hemorragias sub-serosas observadas.	-Efeito da salomucina observado em todo o produto, uma vez que a cor aparece num azul intenso.	-fazer-

Slide No.16. Achados Histológicos (Colecistite crónica de cálculo)

	H&E (DIAPOSITIVO16.3)	PAS-AB (DIAPOSITIVO16.2)	SUDÃO NEGRO B (DIAPOSITIVO16.2)
Alterações no epitélio	-Rutura máxima de continuidade observada. -Não foram encontradas células caliciformes. -Displasia epitelial observada. -Mucosa erosionada.	-Cor azul acastanhada intensa observada na porção supra nuclear e na porção infranuclear do epitélio s/o efeito da sulfomucina (mucina ácida). -Mais profunda vista fraca vermelho magenta e azul fraco s/o fraco efeito de mucina neutra.	-Lipídio epitelial observado na porção supra nuclear, de cor azul-escura.

Alterações na lâmina própria	-Alta infiltração de linfócitos 1 a 2 macrófagos 1 a 2 plasmócitos por campo visual. -Irregularidade observada.	-A lâmina própria em diante apareceu azul fraco, azul intenso e vermelho magenta, sugerindo um efeito combinado de mucina.	-Lípidos dispersos vistos a partir daí.
Alterações da camada muscular	-Irregularidade detectada. -Lacuna encontrada. -Sinus de Aschoff de Rokitansky encontrados 3 a 4 por campo visual. -4a5 vilosidades por campo visual.	-fazer-	O lípido epitelial encontra-se incorporado nas sucessivas camadas mais profundas.
Alterações da camada perimuscular	-Infiltração máxima de linfócitos, 2 a 4 plasmócitos e 1 a 2 macrófagos por campo visual. -Irregularidade observada.	-fazer-	-fazer
Alterações na serosa	-Infiltração mínima de linfócitos. Hemorragias sub-serosas observadas.	-O efeito da salomucina foi observado em todo o processo, uma vez que a cor era azul intensa.	-fazer-

Slide No.17. Achados Histológicos (Colecistite Crónica)

	H&E (DIAPOSITIVO 17.3)	PAS-AB (DIAPOSITIVO 17.3)	SUDÃO NEGRO B (DIAPOSITIVO17.3)
Alterações no epitélio	-Apresenta um epitélio intacto. -Rutura mínima da continuidade observada. -Não foram encontradas células caliciformes. -Displasia epitelial predominantemente observada.	A porção supra-nuclear aparece em vermelho magenta e/ou efeito de mucina predominantemente neutro.	-Lípidos epiteliais observados na porção supra nuclear, de cor negra azulada.

Alterações na lâmina própria	-Infiltração máxima de linfócitos observada. -Irregular. -Mucosa erosionada.	-A lâmina própria apareceu em vermelho magenta e/ou efeito de mucina predominantemente neutro.	-Lípidos dispersos observados a partir daí.
Alterações da camada muscular	-Irregular -Desenho encontrado. - O seio de Rokitansky Aschoff encontrou 2 a 3 por campo visual. --Infiltração máxima de linfócitos 1 a 2 macrófagos 1 a 2 plasmócitos por campo visual.	A camada muscular apresentava-se vermelho magenta e/ou efeito mucina predominantemente neutro.	O lípido epitelial encontra-se incorporado nas sucessivas camadas mais profundas.
Alterações da camada perimuscular	-Infiltração média de linfócitos, 2 a 4 plasmócitos e 1 a 2 macrófagos por campo visual. -Descoberta de uma lacuna com a camada anterior.	A camada perimuscular apresentava-se vermelho magenta e/ou efeito de mucina predominantemente neutro.	-fazer
Alterações em serosa	-Infiltração mínima de linfócitos observados.	-Serosa apareceu vermelho magenta s/o efeito mucina predominantemente neutro.	-fazer-

Slide No.18. Achados Histológicos (Colecistite crónica de cálculo)

	H&E (DIAPOSITIVO18.5)	PAS-AB (SLIDE18.1)	SUDÃO PRETO B (DIAPOSITIVO18.3)

Alterações no epitélio	-Nota-se um epitélio intacto máximo. -Rutura mínima da continuidade observada. -Não foram encontradas células caliciformes. -Displasia epitelial observada. -Mucosa erosionada observada.	-Cor azul acastanhada intensa observada na porção supra nuclear e infranuclear do epitélio s/o efeito da sulfomucina (mucina ácida). -Mais profundamente, observa-se um vermelho magenta fraco e um azul fraco, o que indica um efeito fraco da mucina neutra.	-O lípido epitelial observado na porção supra nuclear, de cor azul-preta, é.
Alterações na lâmina própria	-Alta infiltração de linfócitos 1 a 2 macrófagos 1 a 2 plasmócitos por campo visual. -Irregularidade observada.	-A lâmina própria em diante apareceu azul fraco, azul intenso e vermelho magenta, sugerindo um efeito combinado de mucina.	-Lípidos dispersos vistos a partir daí.
Alterações da camada muscular	-Irregularidade detectada. -Lacuna encontrada. -Sinus de Rokitansky Aschoff encontrados 1 a 2 por campo visual. -Múltiplas áreas hemorrágicas observadas.	-fazer-	O lípido epitelial encontra-se incorporado nas sucessivas camadas mais profundas.
Alterações da camada perimuscular	-Infiltração máxima de linfócitos, 2 a 4 plasmócitos e 1 a 2 macrófagos por campo visual. -Irregularidade observada. -Lacuna com a camada anterior.	-fazer-	-fazer
Alterações na serosa	-Infiltração mínima de linfócitos. Hemorragias sub-serosas observadas.	-Efeito da salomucina observado em todo o produto, uma vez que a cor aparece num azul intenso.	-Lípido epitelial de cor negra.

Slide No.19. Achados Histológicos (Colecistite crónica calculosa)

	H&E (DIAPOSITIVO19.2)	PAS-AB (DIAPOSITIVO19.4)	SUDÃO NEGRO B (DIAPOSITIVO19.3)

	H&E	PAS-AB	SUDÃO PRETO B
Alterações no epitélio	-Rutura da continuidade do epitélio na parte supra nuclear. -Não se encontram células caliciformes. -Displasia epitelial anotado.	-Cor azul acastanhada intensa observada na porção supra nuclear e infranuclear do epitélio s/ sulfomucina (ácido efeito mucina). -Mais profundo visto vermelho magenta fraco e azul fraco s/o fraco efeito de mucina neutra.	-Os lípidos epiteliais observados na porção supra nuclear, que se revelaram de cor negra azulada, são.
Alterações na lâmina própria	-Alta infiltração de linfócitos 1 a 2 macrófagos 1 a 2 plasmócitos por campo visual. -Irregularidade observada.	-A lâmina própria em diante apareceu azul fraco, azul intenso e vermelho magenta, sugerindo um efeito combinado de mucina.	-Lípidos dispersos observados a partir daí.
Alterações da camada muscular	-Irregularidade detectada. -Lacuna encontrada. -Seios de Aschoff de Rokitansky encontrados 4 a 5 por campo visual. -5a6 vilosidades encontradas. -Múltiplas áreas hemorrágicas observadas.	-fazer-	O lípido epitelial encontra-se incorporado nas sucessivas camadas mais profundas.
Alterações da camada perimuscular	-Infiltração máxima de linfócitos, 2 a 4 plasmócitos e 1 a 2 macrófagos por campo visual. -Irregularidade observada. -Lacuna com a camada anterior.	-fazer-	-fazer
Alterações na serosa	-Infiltração mínima de linfócitos. Hemorragias sub-serosas observadas.	-O efeito da salomucina é visível em todo o produto, uma vez que a cor é azul intenso.	-fazer-

Slide No.20. Achados Histológicos (Colecistite Crónica)

	H&E (DIAPOSITIVO20.1)	PAS-AB (SLIDE20.1)	SUDÃO PRETO B (DIAPOSITIVO20.3)

Alterações no epitélio	-Nota-se um epitélio intacto máximo. -Rutura mínima da continuidade observada. -Não foram encontradas células caliciformes. -Displasia epitelial e hiperplasia observadas.	-A porção supranuclear apresentava uma coloração vermelho magenta e/ou efeito de mucina neutra. -O resto de todas as camadas apresentava uma mistura de vermelho magenta e azul intenso, com efeito de mucina neutra e de sailomucina.	-Lipídio epitelial visto na porção supra nuclear, de cor azul-escura.
Alterações na lâmina própria	-Infiltração máxima de linfócitos observada. -Irregularidade observada. -Mucosa erosionada.	-A cor apareceu azul intenso s/o efeito sailomucina.	-Lípidos dispersos observados a partir daí.
Alterações da camada muscular	-Irregularidade detectada. -Desvio encontrado. -Rokitansky Aschoff sinus encontrado 1 a 2 por campo visual. -2a 3vilosidades encontradas p/v/f. --Infiltração máxima de linfócitos 1 a 2 macrófagos 1 a 2 plasmócitos encontrados por campo visual.	-A cor apareceu azul intenso s/o efeito sailomucina.	O lípido epitelial encontra-se incorporado nas sucessivas camadas mais profundas.
Alterações da camada perimuscular	-Infiltração média de linfócitos, 2 a 4 plasmócitos e 1 a 2 macrófagos por campo visual. -Descoberta de uma lacuna com a camada anterior.	-A cor apareceu azul intenso s/o efeito sailomucina.	-fazer

Alterações na serosa	-Infiltração mínima de linfócitos. Hemorragias sub-serosas observadas.	-A cor apareceu azul intenso s/o efeito sailomucina.	-fazer-

Slide No.21. Achados Histológicos (Colecistite crónica calculosa)

	H&E (DIAPOSITIVO21.1)	PAS-AB (DIAPOSITIVO21.3)	SUDÃO PRETO B (DIAPOSITIVO21.3)
Alterações no epitélio	-Rutura da continuidade do epitélio na parte supra nuclear. -Não se encontram células caliciformes. -Displasia epitelial total observada.	-O epitélio apresenta-se predominantemente vermelho magenta e/ou efeito de mucina neutra.	Lípido epitelial visto na porção supra nuclear, de cor azul-preta.
Alterações na lâmina própria	-Elevada infiltração de linfócitos 1 a 2 macrófagos 1 a 2 plasmócitos por campo visual. - Irregularidade registada.	A lâmina própria apresentava-se predominantemente vermelha magenta e/ou com efeito de mucina neutra.	-Lípidos dispersos observados a partir daí.
Alterações da camada muscular	-Irregularidade detectada. -Lacuna encontrada. -Sinus de Aschoff de Rokitansky encontrados 2 a 3 por campo visual. -5a6 vilosidades encontradas. -Múltiplas áreas hemorrágicas observadas.	-O resto de toda a camada apareceu predominantemente azul intenso s/o efeito da sailomucina.	O lípido epitelial encontra-se incorporado nas sucessivas camadas mais profundas.
Alterações da camada perimuscular	-Infiltração máxima de linfócitos, 2 a 4 plasmócitos e 1 a 2 macrófagos por campo visual. -Irregularidade observada.	-fazer-	-fazer

Alterações na serosa	-Infiltração mínima de linfócitos. Hemorragias sub-serosas observadas.	-fazer-	-fazer-

Slide No.22. Achados Histológicos (Colecistite Crónica)

	H&E (DIAPOSITIVO22.1)	PAS-AB (SLIDE22.2)	SUDÃO PRETO B (DIAPOSITIVO22.1)
3Alterações no epitélio	-Rutura da continuidade do epitélio na parte supra nuclear. -Não se encontram células caliciformes. -Displasia epitelial observada.	-A porção supranuclear apresentava uma coloração vermelho magenta e/ou efeito de mucina neutra. -O resto de todas as camadas apresentava uma mistura de vermelho magenta e azul intenso, com efeito de mucina neutra e de sailomucina.	Lípido epitelial visto na porção supra nuclear, de cor azul-preta.
Alterações na lâmina própria	-Infiltração máxima de linfócitos observada. -Irregularidade. -Mucosa erosionada. -Áreas de hemorragias observadas.	-A cor apareceu azul intenso s/o efeito sailomucina.	-Lípidos dispersos vistos a partir daí.
Alterações da camada muscular	-Irregularidade detectada. -Desenho de lacuna. -20 a 21 vilhos encontrados. -Infiltração máxima de linfócitos 1 a 2 macrófagos 1 a 2 plasmócitos por campo visual.	-A cor apareceu azul intenso s/o efeito sailomucina.	O lípido epitelial encontra-se incorporado nas sucessivas camadas mais profundas.

Alterações da camada perimuscular	-Infiltração média de linfócitos, 2 a 4 plasmócitos e 1 a 2 macrófagos por campo visual. - Lacuna com a camada anterior.	-A cor aparece com um azul intenso devido ao efeito sailomucina.	-fazer
Alterações na serosa	-Infiltração mínima de linfócitos. Hemorragias sub-serosas observadas.	-A cor apareceu azul intenso s/o efeito sailomucina.	-fazer-

Slide No.23. Achados Histológicos (Colecistite folicular crónica)			
	H&E (DIAPOSITIVO23.1)	PAS-AB (DIAPOSITIVO23.2)	SUDÃO PRETO B (DIAPOSITIVO23.2)
Alterações no epitélio	-Rutura da continuidade do epitélio na parte supra nuclear - Não se encontram células caliciformes. Observam-se displasia e hiperplasia epiteliais. - Observa-se uma proliferação linfoide que atinge a camada muscular.	-A porção supranuclear apresentava uma cor vermelha magenta e/ou um efeito de mucina neutra. -O resto de todas as camadas apareceu com uma mistura de vermelho magenta e azul intenso, com efeito de mucina neutra e de sailomucina.	-Lípidos epiteliais observados na porção supra nuclear, de cor negra azulada.
Alterações na lâmina própria	-Infiltração máxima de linfócitos observada. - Irregularidade. -Mucosa erosionada. -Áreas de hemorragias observadas.	-A cor apareceu azul intenso s/o efeito sailomucina.	-Lípidos dispersos vistos a partir daí.

Alterações da camada muscular	-Irregular -Desnível encontrado. -20 a 21 vilosidades encontradas. --Infiltração máxima de linfócitos 1 a 2 macrófagos 1 a 2 plasmócitos por campo visual.	-A cor apareceu azul intenso s/o efeito sailomucina.	O lípido epitelial encontra-se incorporado nas sucessivas camadas mais profundas.
Alterações da camada perimuscular	-Infiltração média de linfócitos, 2 a 4 plasmócitos e 1 a 2 macrófagos por campo visual. -Lacuna com a camada anterior.	-A cor apareceu azul intenso s/o efeito sailomucina.	-fazer
Alterações na serosa	-Infiltração mínima de linfócitos. Hemorragias sub-serosas observadas.	-A cor apareceu azul intenso s/o efeito sailomucina.	-fazer-

Slide No.24. Achados Histológicos (Colecistite crónica de cálculo)

	H&E (DIAPOSITIVO24.1)	PAS-AB (SLIDE24.3)	SUDÃO NEGRO B (SLIDE24.3)
Alterações no epitélio	-Máximo epitelial intacto observado. -Rutura mínima da continuidade observada. -Não foram encontradas células caliciformes -Displasia epitelial observada.	-Cor azul acastanhada intensa observada na porção supra nuclear e na porção infranuclear do epitélio s/o efeito da sulfomucina (mucina ácida). -No interior, observa-se uma cor azul intensa mais profunda s/o efeito da sulfomucina (mucina ácida). -Mais profundamente, observa-se um vermelho magenta fraco e um azul fraco, a par de um efeito de mucina neutra fraca.	Lípido epitelial observado na porção supra nuclear, que se apresenta com uma coloração negro-azulada.

Alterações na lâmina própria	-Alta infiltração de linfócitos 1 a 2 macrófagos 1 a 2 plasmócitos por campo visual. -Irregularidade observada.	-A lâmina própria em diante e as cores mais profundas apareceram azul fraco, azul intenso e vermelho magenta, sugerindo um efeito combinado de mucina.	-Lípidos dispersos observados a partir daí.
Alterações da camada muscular	-Irregularidade detectada. -Lacuna encontrada. -Sinus de Rokitansky Aschoff encontrados 4 a 5 por campo visual. -Múltiplas áreas hemorrágicas observadas.	-A camada muscular em diante e a cor mais profunda apareceram em azul fraco, azul intenso e vermelho magenta, sugerindo um efeito combinado de mucina.	O lípido epitelial encontra-se incorporado nas sucessivas camadas mais profundas.
Alterações da camada perimuscular	-Infiltração máxima de linfócitos, 2 a 4 plasmócitos, 1 a 2 macrófagos por campo visual. -Irregularidade observada.	-A partir da camada muscular e mais profundamente, a cor apareceu azul fraco, azul intenso e vermelho magenta, sugerindo um efeito de combinação de mucina.	-fazer
Alterações na serosa	-Infiltração mínima de linfócitos. Hemorragias sub-serosas observadas.	-Efeito da salomucina observado em todo o produto, uma vez que a cor aparece com um azul intenso.	-fazer-

Slide No.25. Achados Histológicos (Colecistite Crónica)

	H&E (DIAPOSITIVO25.1)	PAS-AB (SLIDE25.1)	SUDÃO PRETO B (SLIDE25.3)

Alterações no epitélio	-Máximo epitelial intacto observado. -Rutura mínima da continuidade observada. -Não foram encontradas células caliciformes. -Displasia epitelial observada.	A porção supra-nuclear apareceu em vermelho magenta e/ou efeito de mucina predominantemente neutro.	-Lipídio epitelial observado na porção supra nuclear, de cor azul-escura.
Alterações na lâmina própria	-Infiltração máxima de linfócitos observada. -Irregular. -Mucosa erosionada. Observam-se áreas de hemorragia.	-A lâmina própria apareceu em vermelho magenta e/ou efeito de mucina predominantemente neutro.	-Lípidos dispersos observados a partir daí.
Alterações da camada muscular	-Irregular -Gap encontrado. -20a 21villis encontrados. --Infiltração máxima de linfócitos 1 a 2 macrófagos 1 a 2 plasmócitos por campo visual.	A camada muscular apresentava-se vermelho magenta e/ou efeito mucina predominantemente neutro.	O lípido epitelial encontra-se incorporado nas sucessivas camadas mais profundas.

Alterações da camada perimuscular	-Infiltração média de linfócitos, 2 a 4 plasmócitos e 1 a 2 macrófagos por campo visual. - Lacuna encontrada com o antigo camada.	A camada perimuscular apresentava-se vermelho magenta e/ou efeito de mucina predominantemente neutro.	fazer
Alterações na serosa	-Infiltração mínima de linfócitos. Hemorragias sub-serosas observadas.	-As serosas apresentavam um aspeto vermelho magenta e/ou um efeito de mucina predominantemente neutro.	fazer

A estimativa e a comparação das alterações histológicas predominantes nas várias camadas da vesícula biliar foram efectuadas estatisticamente em percentagens entre a colecistite e a colelitíase. A estimativa e a comparação foram efectuadas de forma particularmente confinada para comparar cada camada específica da vesícula biliar humana com colecistite e colelitíase. As percentagens foram avaliadas através da contagem do número de sinais e sintomas de cada amostra em correlação com a amostra normal e o resultado foi sujeito a análise estatística para comparação através do método do histograma (diagrama de barras). Após a coloração, os núcleos foram considerados azuis e o citoplasma foi considerado cor-de-rosa na coloração H&E. Na coloração com Sudan Black B, o lípido simples apareceu vermelho vivo e o composto ou outros lípidos apareceram menos fortemente corados ou não corados. [12] As alterações predominantes do epitélio da vesícula biliar da colelitíase e da colecistite foram estimadas e verificou-se que a rutura epitelial máxima foi de 62,5% na colelitíase e de 59,09% na colecistite. A rutura epitelial mínima foi de 50% na colelitíase e de 36,36% na colecistite. 0% de células caliciformes foram encontradas no epitélio da colelitíase, enquanto 4,54% de células caliciformes foram encontradas no epitélio da colecistite. As células caliciformes não foram observadas em absoluto na colelitíase, enquanto 9,1% das células caliciformes foram observadas no epitélio da colecistite. A proliferação linfoide foi estimada em 12,5% na colelitíase e em 0% na colecistite. A displasia epitelial foi estimada em 100% na colelitíase e 36,36% na colecistite. (Gráfico 1)

Gráfico 1-:

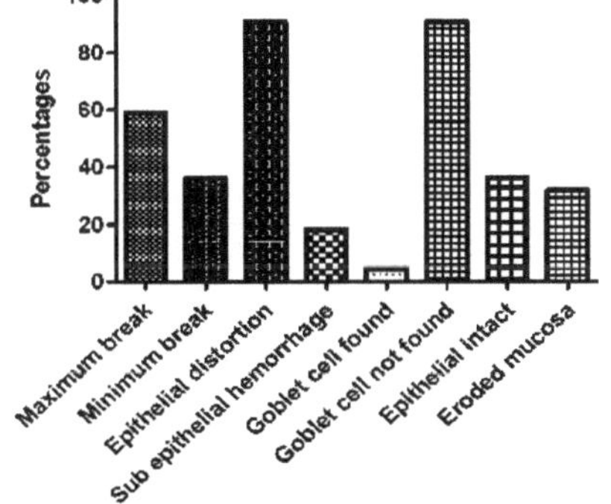

O gráfico 1 mostra as percentagens individuais dos diferentes tipos de alterações histológicas observadas no epitélio da vesícula biliar com colelitíase após o procedimento histoquímico de rotina
Gráfico 2-:Percentagens de alterações histológicas de tipo múltiplo observadas no epitélio da colecistite após histoquímica de rotina

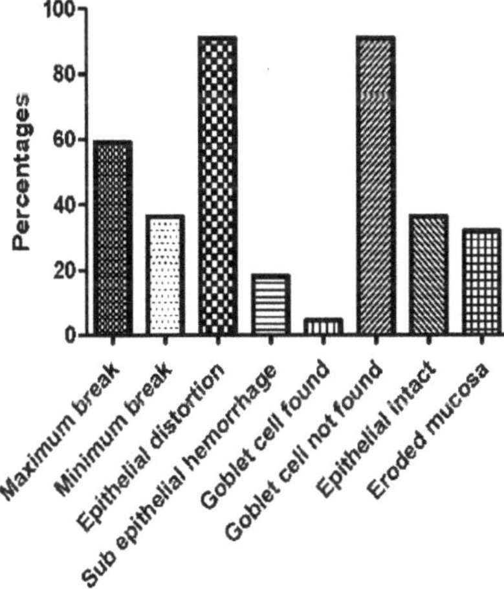

O gráfico 2 mostra as percentagens individuais dos diferentes tipos de alterações histológicas observadas no epitélio da vesícula biliar com colecistite após o procedimento histoquímico de rotina
Foram avaliadas as alterações histológicas predominantes da lâmina própria da vesícula biliar na colelitíase e na colecistite e verificou-se que a área onde se observou uma infiltração máxima de linfócitos foi de 100% na colelitíase, ao passo que na colecistite foi observado e calculado o mesmo valor estimado sob a forma de percentagem. A irregularidade e o intervalo entre as camadas anteriores foram estimados em 100% na colelitíase, ao passo que na colecistite a vesícula biliar apresentou um valor estimado de 90,09%. A erosão da mucosa foi estimada em 75% na colelitíase e em 0% na colecistite biliar. O valor da espessura total da lâmina própria foi estimado em percentagem e foi encontrado 12,5% na colelitíase, enquanto a colecistite apresentou 9,09%. A percentagem de macrófagos e de plasmócitos foi estimada e foi encontrada em 86,36% e 68,18% nas vesículas biliares com colelitíase e foi estimada em 0% para os macrófagos na colecistite e 0% para os plasmócitos na

colecistite.

Gráfico 3-: Percentagens de alterações histológicas de tipo múltiplo observadas na lâmina própria na colelitíase após histoquímica de rotina

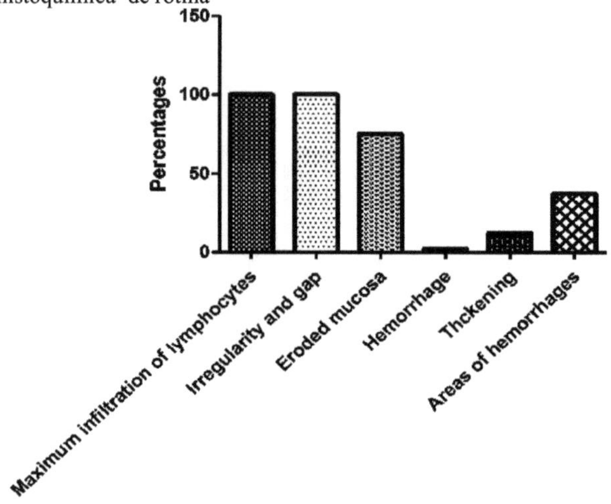

O gráfico 3 mostra as percentagens individuais dos diferentes tipos de alterações histológicas observadas na lâmina própria da vesícula biliar com colelitíase após o procedimento histoquímico de rotina

Gráfico 4: Percentagens de alterações histológicas de tipo múltiplo observadas na lâmina própria na colecistite após histoquímica de rotina

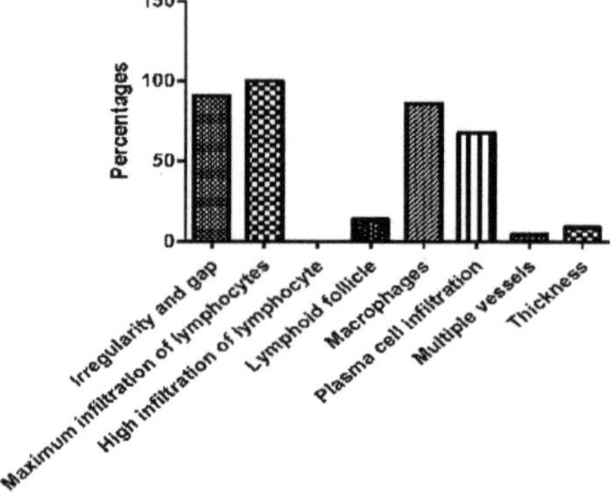

O gráfico 4 mostra as percentagens individuais dos diferentes tipos de alterações histológicas observadas na lâmina própria da vesícula biliar com colecistite após o procedimento histoquímico de rotina

Foram estimadas as alterações predominantes da camada muscular da vesícula biliar na colelitíase e na colecistite, tendo sido encontrada uma irregularidade de 100% na colelitíase e de 63,63% na colecistite. O intervalo entre as camadas anteriores foi estimado em 100% na colelitíase, enquanto a colecistite biliar apresentou um valor estimado de 54,54%. O seio de Rokitansky Aschoff foi estimado em 50% na vesícula biliar com colelitíase e em 40,9% na vesícula biliar com colecistite. A infiltração máxima de linfócitos foi estimada em 100% na vesícula biliar com colelitíase, enquanto a vesícula biliar com colecistite apresentou 45,45%. A percentagem de macrófagos e plasmócitos foi estimada em 100% na vesícula biliar com colelitíase e em 27,27% na vesícula biliar com colecistite. As vilosidades foram estimadas em 87,5% na vesícula biliar com colelitíase e em 31,81% na vesícula biliar com colecistite. Para além da análise acima referida, a vesícula biliar com colecistite apresentou 13,63% de infiltração média de linfócitos e 59,09% de hemorragias múltiplas nesta camada.

Gráfico 5-: Percentagens de alterações histológicas de tipo múltiplo observadas na camada muscular em colelitíase após histoquímica de rotina

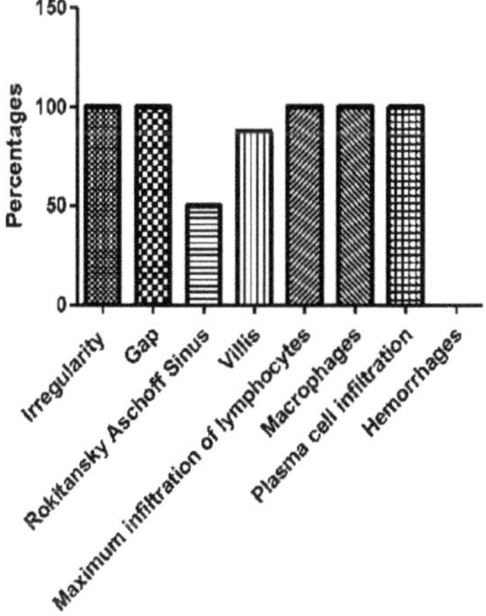

O gráfico 5 mostra as percentagens individuais dos diferentes tipos de alterações histológicas observadas na camada muscular da vesícula biliar com colelitíase após o procedimento histoquímico de rotina

Gráfico 6-:Percentagens de alterações histológicas de tipo múltiplo observadas na camada peri-muscular na colecistite após histoquímica de rotina

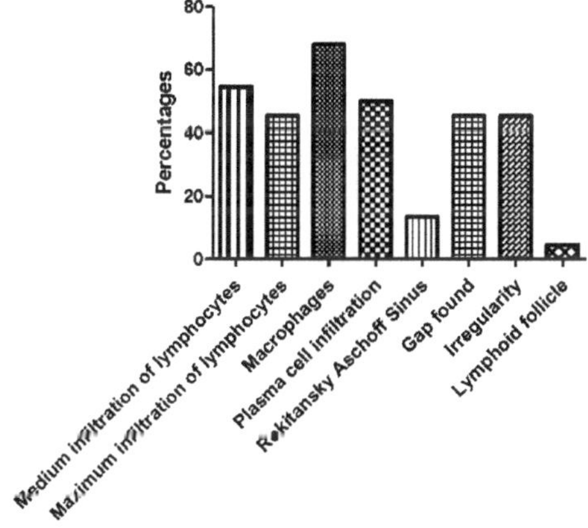

O gráfico 6 mostra as percentagens individuais dos diferentes tipos de alterações histológicas observadas na camada peri-muscular da vesícula biliar com colecistite após o procedimento histoquímico de rotina

As alterações histológicas predominantes da camada perimuscular da vesícula biliar com colelitíase e colecistite foram estimadas e verificou-se uma infiltração média de 100% de linfócitos na colelitíase, enquanto o valor estimado de 54,54% foi calculado e observado na colecistite quando comparado com o controlo e a colelitíase. A infiltração de macrófagos e plasmócitos foi estimada em 100% cada na colelitíase, ao passo que na colecistite a vesícula biliar apresentou um valor estimado de 68,18% e 50%. A lacuna encontrada com a camada anterior foi estimada em 87,5% na colelitíase, enquanto o valor estimado de 45,45% foi calculado e observado na colecistite. Para além desta irregularidade de 45,45% observada na colecistite, foram estimados 13,63% de seios de Rokitansky Aschoff nesta camada específica.

Gráfico 7-: Percentagens de alterações histológicas de tipo múltiplo observadas na camada peri-muscular na colelitíase após histoquímica de rotina

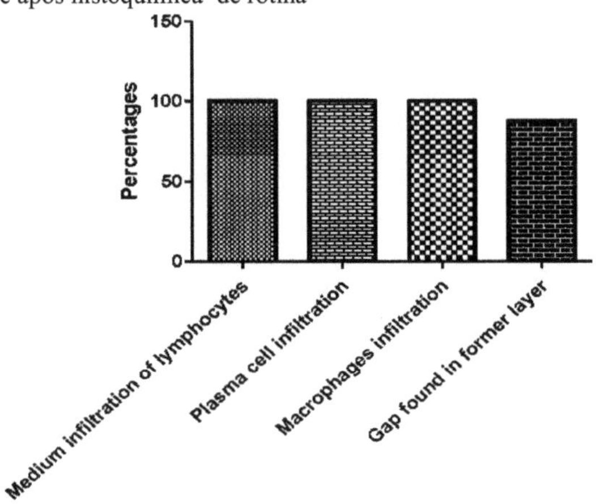

O gráfico 7 mostra as percentagens individuais dos diferentes tipos de alterações histológicas observadas na camada peri-muscular da vesícula biliar com colelitíase após o procedimento histoquímico de rotina

Gráfico 8-: Percentagens de alterações histológicas de tipo múltiplo observadas na camada serosa na colelitíase após histoquímica de rotina

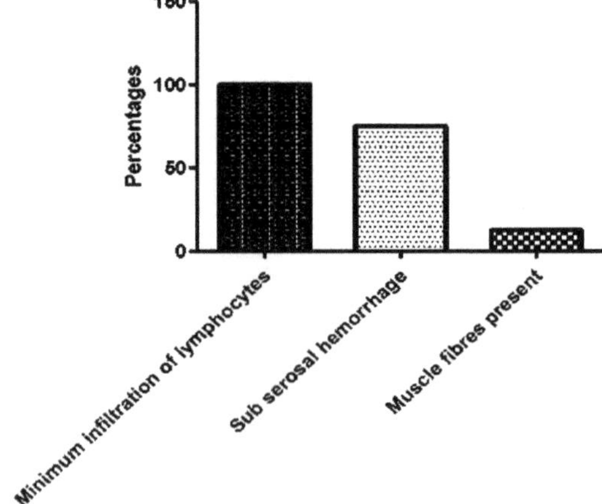

O gráfico 8 mostra as percentagens individuais dos diferentes tipos de alterações histológicas observadas na camada serosa da vesícula biliar com colelitíase após o procedimento histoquímico de rotina

Foram avaliadas as alterações predominantes da camada serosa da vesícula biliar na colelitíase e na colecistite, tendo-se verificado uma infiltração mínima de 100% de linfócitos na colelitíase, enquanto na colecistite se observou um valor estimado de 95,45%. As hemorragias subserosas foram estimadas em 75% na colelitíase, enquanto que na colecistite foram estimadas em 8,18% nesta camada específica.

Gráfico 9-: Percentagens de alterações histológicas de tipo múltiplo observadas na camada serosa na colecistite após histoquímica de rotina

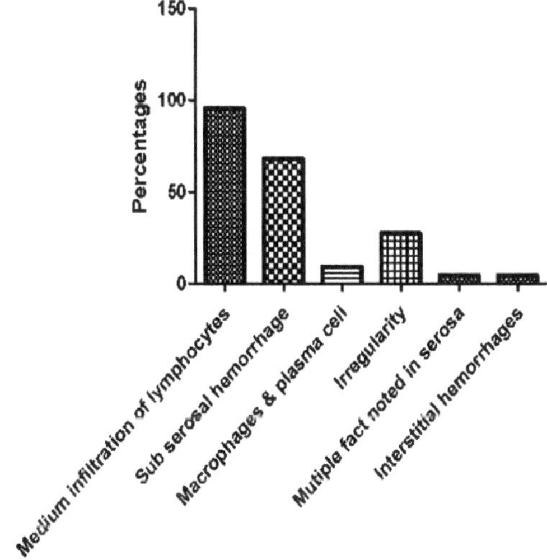

O gráfico 9 mostra as percentagens individuais dos diferentes tipos de alterações histológicas observadas na camada serosa da vesícula biliar com colecistite após o procedimento histoquímico de rotina

Na segunda fase deste estudo, também foram observados diferentes achados histológicos nas várias camadas da vesícula biliar com colelitíase e colecistite, que foram comparados com as vesículas biliares normais, mas a comparação baseou-se no teste do qui-quadrado de odds ratio, no valor de p e no risco relativo. Nas amostras de colelitíase, as lâminas de H&E mostraram uma quebra mínima e máxima na continuidade do epitélio na parte supranuclear. Não foram encontradas células caliciformes. Observou-se uma distorção epitelial em forma de favo de mel. As hemorragias sub-epiteliais foram observadas. A displasia epitelial, a hiperplasia e a integridade também foram observadas. Foram observados danos extensos nesta camada. A mucosa apresentava erosão e ramificação. Observou-se uma infiltração máxima a mínima de linfócitos e uma proliferação de tecido linfoide em camadas sucessivas. No caso de colelitíase, foram observadas as seguintes alterações na camada muscular em lâminas de H&E: o padrão normal do epitélio foi perturbado, foram encontrados múltiplos vasos sanguíneos com hemorragias, foi observada a infiltração máxima de linfócitos e macrófagos. Observou se a extensa degeneração das vilosidades, do tecido linfoide e a proliferação de células plasmáticas. Foram encontrados seios de Rokitansky Aschoff, que se encontravam invaginados desde a camada muscular até à camada perimuscular. A serosa apresentava os mesmos achados que a camada perimuscular, para além de uma infiltração mínima de linfócitos e hemorragias sub-serosas. Após a coloração, os núcleos eram azuis e os citoplasmas eram cor-de-rosa na coloração H&E. [14] Na coloração com Sudan Black B, o lípido simples apareceu vermelho vivo e os compostos de outros lípidos apareceram menos fortemente corados ou não corados. [12] As lâminas PAS-AB apresentaram os seguintes resultados estatísticos no grupo de estudo e no grupo de controlo (quadros 1 e 2)

QUADRO 1-: TABELA PARA AMOSTRAS DE COLELITÍASE

		Sulfomucina	Sailomucina	Mucina neutra	Combinação de mucina
Epitélio	Caso	18	8	13	1
	Controlo	1	1	43	1
	OU	193.5	24.57	0.033	2.047
	Chi sq.& Valor P	41.47 0.000	11.72 0.00061	14.15 0.00017	0.064 0.799
Sub mucosa	Caso	1	2	6	14
	Controlo	1	1	43	1
	OU	2.04	4.3	0.0087	75.25
	Chi sq.& Valor P	0.064 0.799	0.39 0.53	34.47 0.000	28.05 0.000
Camada muscular	Caso	1	4	2	16
	Controlo	1	1	43	1
	OU	2.04	9.55	0.0023	114.66
	Chi sq.& Valor P	0.064 0.799	3.27 0.070	49.107 0.000	34.47 0.000
Camada perimuscular	Caso	1	1	5	17
	Controlo	1	1	43	1
	OU	2.04	2.04	0.006	146.2
	Chi sq& Valor P	0.064 0.799	0.064 0.799	37.89 0.000	37.89 0.000
Camada serosa	Caso	1	20	1	1
	Controlo	1	1	43	1
	OU	2.04	430	0.0011	2.04
	Chi sq.& Valor P	0.064 0.799	49.10 0.000	53.19 0.000	0.064 0.799

*Todos os resultados dos casos em 22 e dos controlos em 44 e OR representam o rácio de probabilidade

QUADRO 2-: TABELA PARA AMOSTRAS DE COLECISTITE

		Sulfomucina	Sailomucina	Mucina neutra	Combinação de mucina
Epitélio	Caso	1	7	6	1
	Controlo	1	1	15	1
	OU	2.14	105	0.2	2.14
	Chi sq.& Valor P	2.66 0.102	7.38 0.0065	0.24 0.62	2.66 0.102
Sub mucosa	Caso	1	7	6	1
	Controlo	1	1	15	1
	OU	2.14	105	0.2	2.14
	Chi sq.& Valor P	2.66 0.102	7.38 0.0065	0.24 0.62	2.66 0.102
Camada muscular	Caso	1	7	1	1
	Controlo	1	1	15	1
	OU	2.14	105	0.0095	2.14
	Chi sq.& Valor P	2.66 0.102	7.38 0.0065	7.384 0.00658	2.66 0.102
Camada perimuscular	Caso	1	6	2	1
	Controlo	1	1	15	1
	OU	2.14	45	0.022	2.14
	Chi sq.& Valor P	2.66 0.102	4.700 0.029	4.7 0.029	2.66 0.102
Camada serosa	Caso	1	6	2	1
	Controlo	1	1	15	1
	OU	2.14	45	0.022	2.14

			4.766 0.029	4.7 0.029	2.66 0.102
	Chi sq.& Valor P	2.66 0.102			

*Todos os resultados dos casos em 8 e dos controlos em 16 e OR representam o rácio de probabilidade.

As lâminas PAS-AB apresentaram os seguintes resultados histológicos Na coloração combinada de PAS-AB, a parte supra-nuclear e infra-nuclear do epitélio mostrou uma cor azul acastanhada intensa, sugestiva do efeito predominante da sulfomucina e da sailomucina (81,81% dos casos na colelitíase, 87,5% dos casos na colecistite) (Fig. 6).

Gráfico 10-:

Efeito da mucina em percentagens no epitélio

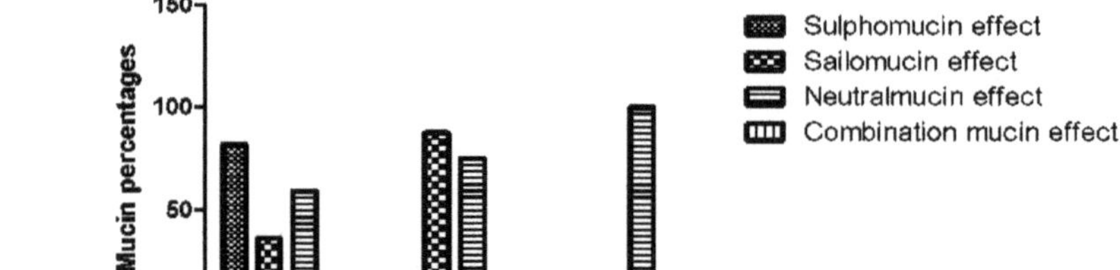

Gráfico 10: Efeitos da sulfomucina, da sailomucina, da mucina neutra e da mucina combinada, em percentagem, no epitélio

Em nome da evidência estatística, a segunda fase do presente estudo mostra que tanto o grupo de casos como o de controlo são altamente significativos. A sulfomucina é a variável predominante para a colelitíase (valor de P 0,000) e a sailomucina é a variável predominante para a colecistite (valor de P 0,0065). O risco relativo dos doentes em que a sulfomucina está presente na camada epitelial ou não está presente foi de 193:1 (OR). De acordo com este estudo, verificou-se que os doentes em que a sulfomucina está presente têm cerca de 193 vezes mais probabilidades de desenvolver colelitíase do que os doentes em que a sulfomucina está ausente. Ao mesmo tempo, para a colecistite em que a sulfomucina estava presente no epitélio e na submucosa ou não estava presente, a probabilidade era de 105:1 (OR). Mais profundamente no epitélio, a mucosa e a submucosa apresentaram uma cor azul intensa, sugestiva de um efeito predominante da sailomucina (87,5% na colecistite). Mais profundamente, em direção à camada perimuscular e serosa, observou-se uma coloração vermelha magenta e azul fraca, sugestiva de um fraco efeito de mucina neutra. Foram observadas células caliciformes mínimas com cor magenta escura, sugestivas de um efeito de mucina neutra fraco. Alguns epitélios apresentaram uma mistura de vermelho magenta e azul intenso, sugestiva do efeito da mucina neutra e da sailomucina. (Fig.2 especificada na legenda da figura).

Gráfico 11-:

Efeito da mucina em percentagens na sub-mucosa

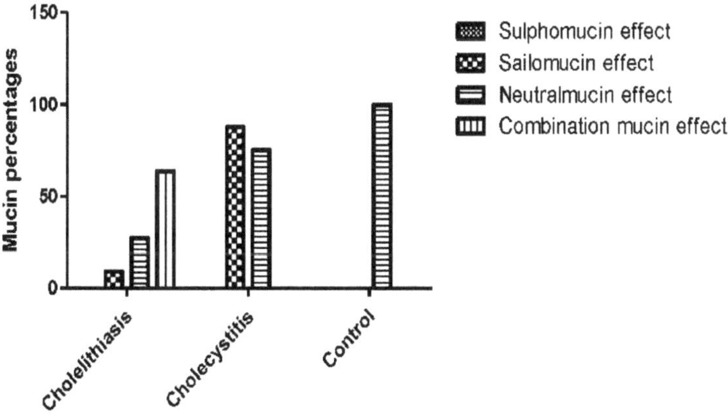

O gráfico 11 mostra os efeitos da sulfomucina, da sailomucina, da neutralmucina e da combinação de mucinas em percentagem na submucosa

A sub-mucosa apareceu azul fraco, azul intenso e vermelho magenta, sugerindo o efeito de combinação de mucina nalguns casos e noutros apareceu azul intenso, sugerindo o efeito predominante de sailomucina. (Fig.7).

Gráfico 12-:

Efeito da mucina em percentagens na camada muscular

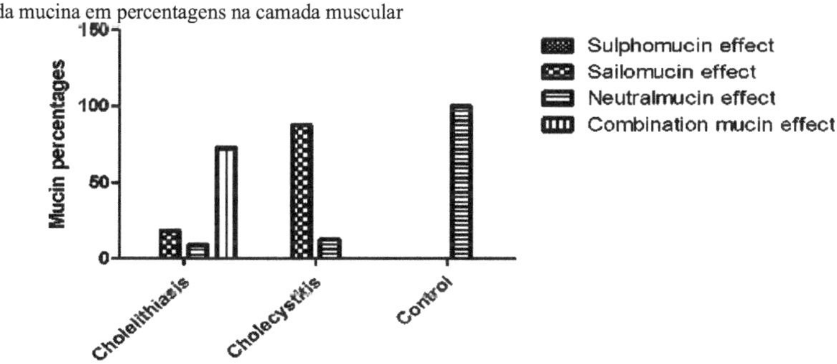

Gráfico 12 que mostra os efeitos da sulfomucina, da sailomucina, da mucina neutra e da mucina combinada em percentagens na camada muscular

A mesma variável predominante é observada na camada muscular e na sub mucosa em casos de colecistite. (Fig.7).

Gráfico 13-: Efeito da mucina em percentagens na camada perimuscular

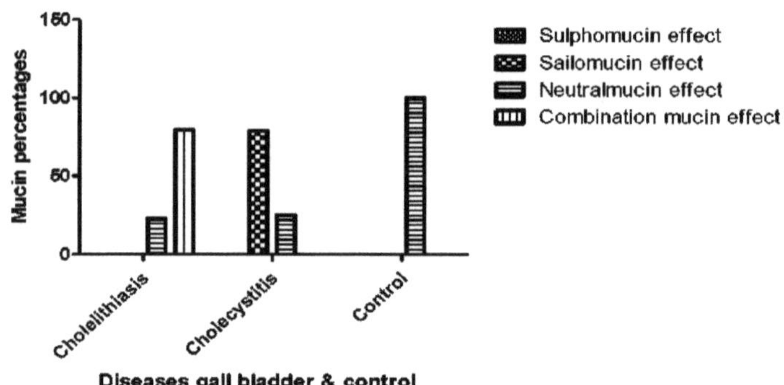

Gráfico 13 que mostra os efeitos da Sulfomucina, Sailomucina, Neutralmucina, Combinação de mucina em percentagens na camada perimuscular

Nas amostras de colelitíase, foram observadas as seguintes alterações na camada perimuscular. As lâminas combinadas PAS-AB mostraram os mesmos achados observados na camada muscular. (Fig.8).

Gráfico 14-: Efeito da mucina em percentagens na camada serosa

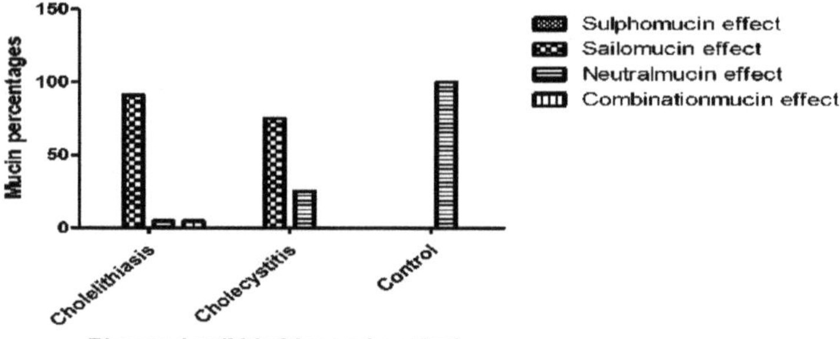

Gráfico 14: efeitos da sulfomucina, sulfomucina, neutralmucina e mucina combinada na camada serosa

Nas amostras de colelitíase e colecistite, foram observadas as seguintes alterações na camada serosa. As lâminas PAS-AB combinadas mostraram uma coloração azul intensa, o que sugere um efeito predominante da sailomucina (90,9% nos casos de colelitíase) e algumas mostraram vermelho magenta e azul intenso, o que sugere um efeito combinado da mucina. De acordo com os dados estatísticos, o presente estudo mostra que tanto o grupo de casos como o grupo de controlo são altamente significativos, sendo a sailomucina a variável predominante na colelitíase (valor de P 0,000). O risco relativo dos doentes em que a sailomucina estava presente na camada serosa ou não estava presente era de 430:1 (OR). De acordo com este estudo, verificou-se que os doentes em que a sailomucina estava presente tinham cerca de 430 vezes mais probabilidades de desenvolver doença de colelitíase do que os doentes em que a sailomucina estava ausente. Mais ou menos o mesmo rácio de probabilidades representa a camada serosa nos casos de colecistite. As lâminas coradas com Sudan Black B mostraram lípidos epiteliais de cor azul-preta na parte supra nuclear do epitélio, lípidos dispersos na sub-mucosa e os mesmos lípidos epiteliais nas restantes camadas (Fig. 8 e Fig. 9).

Gráfico 15-: Lípidos na colelitíase

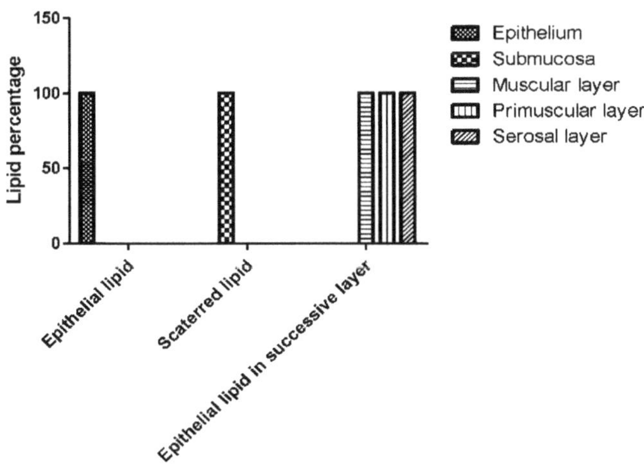

Lipid in successive layer

O gráfico 15 apresenta um diagrama de barras com a percentagem de lípidos epiteliais em todas as camadas da vesícula biliar humana com colelitíase

Foram observados mais ou menos os mesmos efeitos em amostras de colecistite nessas camadas sucessivas. Mas as lâminas combinadas PAS-AB mostraram predominantemente mucina neutra na mucosa e sailomucina nas outras camadas porque a cor apareceu azul intensa.

Gráfico 16-:

Lípidos na colecistite

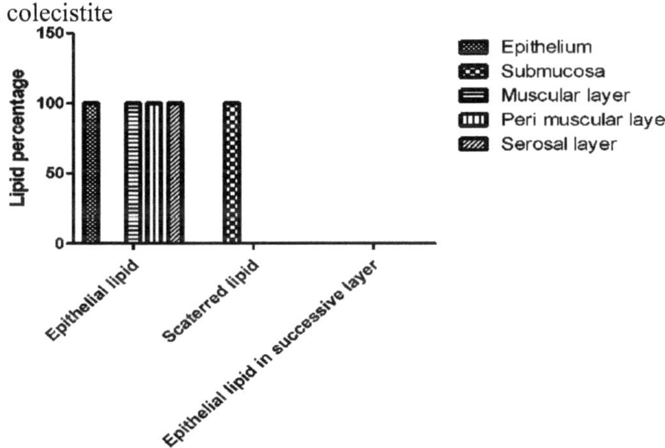

Lipid in successive layer

O gráfico 16 apresenta um diagrama de barras com a percentagem de lípidos epiteliais em todas as camadas da vesícula biliar humana com colecistite

Na terceira e última fase deste estudo, foram avaliadas as percentagens globais de sinais e sintomas do procedimento histoquímico de rotina, de mucinas e de lípidos. Na histoquímica de rotina global e em relação a todas as camadas histológicas de dentro para fora, foram estimadas e comparadas as alterações histológicas predominantes, tais como descontinuidade epitelial máxima e mínima, displasia epitelial, distorção epitelial em forma de favo de mel, hemorragias subepiteliais, presença de células caliciformes, ausência de células caliciformes, epitélios intactos, mucosa erodida, infiltração máxima e mínima de linfócitos, seio de Rokitansky Aschoff, irregularidade e lacuna em

camadas sucessivas, distorção de vasos múltiplos em todas as camadas e infiltração de macrófagos e plasmócitos em todas as camadas e a média global de todos estes riscos histológicos foi calculada e comparada, *a saber* 62,5% na colelitíase, 59,09% na colecistite e 29,75% no controlo (erro de histoprocessamento). Na histoquímica da mucina, a coloração PAS-AB foi combinada com todas as camadas histológicas, de dentro para fora, na parte supra-nuclear e infra-nuclear do epitélio e no resto das camadas observou-se uma coloração azul acastanhada e magenta intensa, sugestiva de um efeito significativo da sulfomucina e sem efeito significativo da sailomucina na colelitíase, mas sem efeito significativo da sulfomucina e sem efeito significativo da sailomucina na colecistite e sem efeito significativo no controlo, tendo sido calculada e comparada a média global de todos estes resultados histológicos, *a saber* 91,91% na colelitíase, 87,5% na colecistite e 42,75% no controlo. O resultado da histoquímica dos lípidos com a coloração Sudan Black B, em termos globais e em relação a todas as camadas histológicas, de dentro para fora, indicou uma acumulação de fosfolípidos e lípidos dispersos predominantemente na região supranuclear das células epiteliais e no resto da camada, tendo sido calculada uma média de 99,09% na colelitíase, 76,76% na colecistite e 38,75% no controlo (Figura 9).
Gráfico 17-:

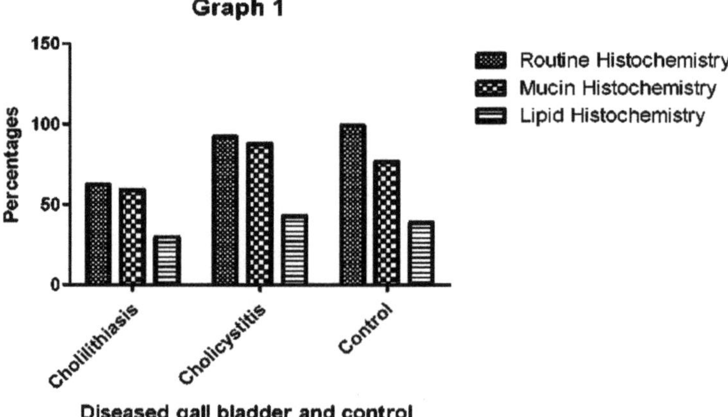

O gráfico 17 mostra as percentagens globais de sinais e sintomas na histoquímica de rotina, na histoquímica das mucinas e na histoquímica dos lípidos

Capítulo 6
DISCUSSÃO

O presente estudo foi realizado em três fases, nas quais 220 controlos, 55 colecistites e 55 colelitíases da vesícula biliar foram estudados histoquimicamente,

1)   Coloração H&E (Para histoquímica de rotina)
2)   Coloração PAS-AB (Para histoquímica da mucina)
3)   SUDAN BLACK B (Para histoquímica lipídica)

25 lâminas preparadas a partir do total de lâminas que é constituído pelo método acima explicado na secção de resultados, a partir do qual encontrámos hiperplasia epitelial, displasia epitelial e/ou distorção epitelial com erodificação da mucosa tanto na colecistite como na colelitíase na primeira fase deste estudo [15] (Fig.-3). Em muitos casos, estava associada a hemorragias subepiteliais [15] (Fig.-4). Em alguns casos, estas estendiam-se até às camadas profundas. Foram observados lípidos epiteliais acumulados. As células caliciformes estavam ausentes. O infiltrado foi observado principalmente na lâmina própria. [15, 16] (Fig.-3), (Fig.-4), estendendo-se até à camada muscular em alguns casos. O infiltrado era focal e irregular, com presença de linfócitos e plasmócitos abundantes. [17] (Fig.-3). A displasia multifocal foi observada como lesões múltiplas em vários focos. [15] (Fig.-3). Os seios de Rokitansky Aschoff foram observados na camada muscular. Trata-se de bolsas mucosas irregulares, semelhantes a glândulas, que se estendem profundamente na camada muscular espessada. [Na vesícula biliar normal, a expressão da mucina neutra era predominante [20, 21, 22, 23] (Fig.-6). Na vesícula biliar com cálculos, as sulfomucinas e as sailomucinas são altamente expressas [23] (Fig.-7). A bílis hepática alterada, supersaturada com cristais de colesterol mono-hidratado e as funções da vesícula biliar prejudicadas são os três principais factores que determinam a formação de cálculos biliares de colesterol [24]. A nucleação de cristais de colesterol mono-hidratado está intimamente relacionada com a concentração de glicoproteínas do muco [25].[Neste contexto, o papel das mucinas ácidas, especialmente da sulfomucina, torna-se mais importante para a formação de cálculos de pigmentação negra[26]. No presente estudo da histoquímica da mucina da vesícula biliar com colelitíase, verificámos que as sulfomucinas eram predominantes na região supranuclear (azul acastanhado por PAS-AB). Na parte mais profunda foram encontradas sailomucinas (azul intenso pelo PAS-AB) e as mucinas neutras foram vistas de forma esparsa. (Vermelho magenta do PAS-AB) (Fig.-7). Assim, os nossos estudos são comparáveis a um estudo semelhante efectuado por Iniya Meenakhsi Ganesh, Duraibabu Subramani e Devraj Halagowder[29]. As mucinas neutras predominavam na mucosa, enquanto nas outras camadas predominavam as sailomucinas e as sulfomucinas estavam ausentes [22] (Fig. 6), o que está de acordo com a teoria da formação de cálculos. No nosso estudo, encontrámos uma acumulação de fosfolípidos nas células epiteliais predominantemente na região supra nuclear [30, 31] (Fig.-9). Foram encontrados lípidos dispersos noutras células e tecidos da parede da vesícula biliar [31] (Fig.-9). Estes resultados são comparáveis com os de Martin English e David Hopwood & Jacques Jilloteaux et al. [32, 33] entre as alterações inflamatórias observadas na colecistite, a alteração ultra-estrutural do epitélio da vesícula biliar humana inclui depósitos de lípidos e lipofuscina. O lípido também se deposita noutras camadas. A carga lipídica é ainda aumentada pelo desbridamento epitelial.

Fusão de depósitos lipídicos e vesículas contendo muco, formando uma forma subestrutural complexa denominada lipomucossomas. A descamação das células epiteliais pode libertar e adicionar mucinas à formação de lama biliar e participar na formação de cálculos biliares. Na colelitíase crónica, a degeneração gordurosa das células epiteliais dispersas parece alterar o revestimento epitelial e favorecer a alteração metaplásica. [34, 35, 36]

Figura-3

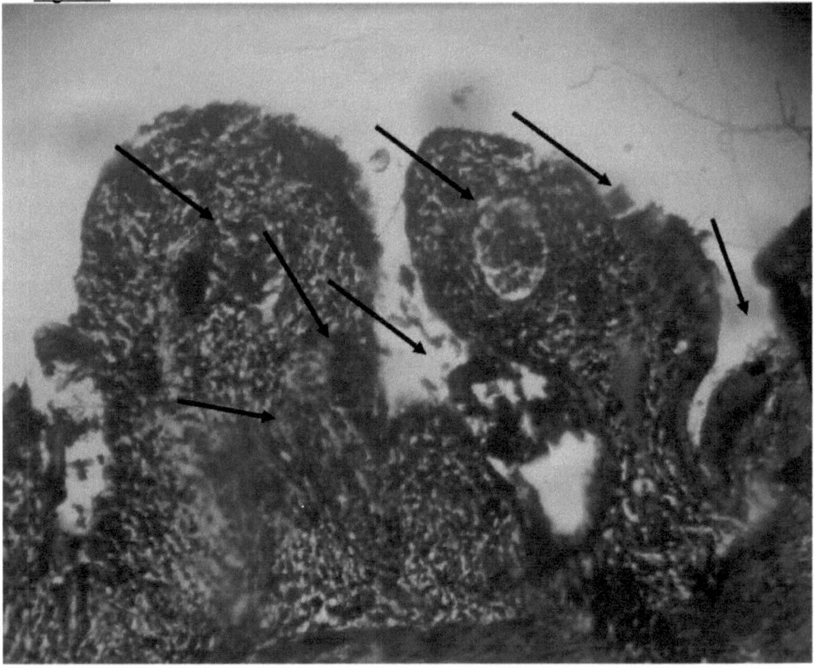

A Figura 3 mostra a infiltração linfocítica e a displasia epitelial na vesícula biliar com colelitíase

Na segunda fase do presente estudo, 8 colecistites e 22 colelitíases foram estudadas histoquimicamente através da coloração H&E (para histoquímica de rotina). A hiperplasia epitelial, a displasia e/ou a distorção epitelial com erosão da mucosa, tanto na colecistite como na colelitíase, foram encontradas no exame histológico[3]. [18]

Figura 4

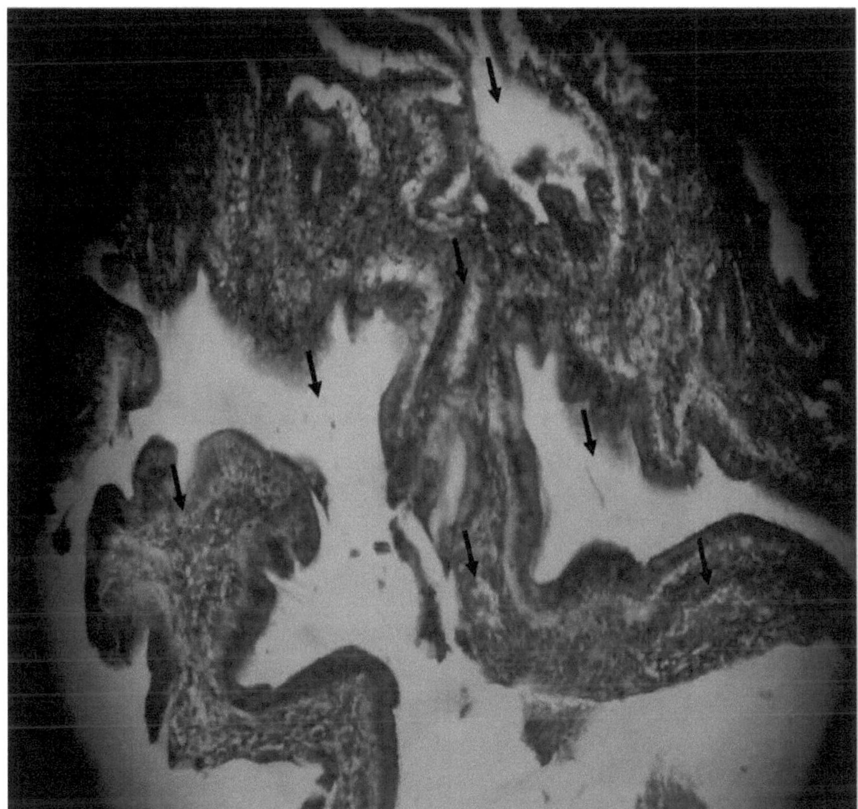

A Figura 4 mostra hemorragias subepiteliais na colelitíase da vesícula biliar

Em alguns casos, estendiam-se até às camadas profundas. Foram observados lípidos epiteliais acumulados. As células caliciformes estavam ausentes, este achado também foi observado na fase 1st deste estudo. O infiltrado de linfócitos e plasmócitos foi observado principalmente na submucosa [37] (Fig.3) (Fig.4), estendendo-se até à camada muscular em alguns casos. O infiltrado era focal e irregular, com presença de linfócitos e plasmócitos abundantes [14] (Fig. 3). Foi observada displasia multifocal [12] (Fig. 3). A hiperplasia epitelial, a displasia e/ou a distorção epitelial com erosão da mucosa são observadas tanto na colecistite como na colelitíase, sendo os sinais e sintomas comuns a ambas, mas a intensidade é maior na colelitíase. [3] (Fig.1). Os seios de Rokitansky Aschoff foram observados na camada muscular. Trata-se de bolsas mucosas irregulares, semelhantes a glândulas, que se estendem profundamente na camada muscular espessada [38, 16]

Figura 5

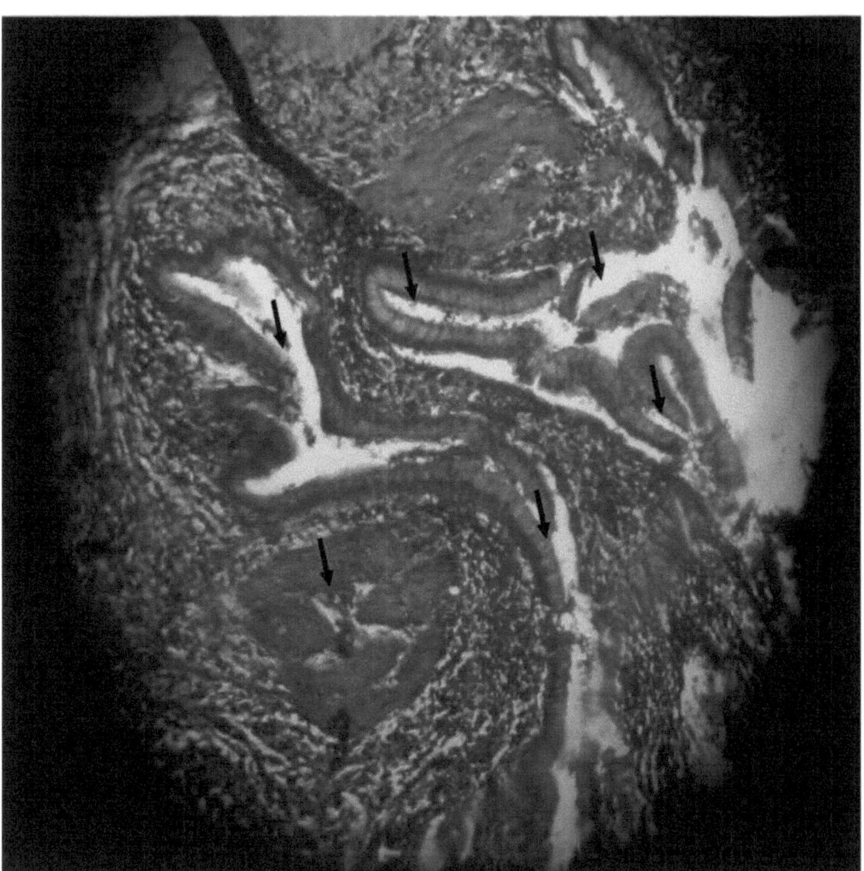

A figura 5 mostra o seio de Rokitansky Aschoff na colelitíase da vesícula biliar

Observa-se que 80% da colelitíase se deve a uma infeção por bactérias. O centro de cada cálculo biliar contém algumas bactérias e células epiteliais. Diz-se que o cálculo biliar é uma pedra tumular erigida em memória das bactérias que nele se encontram. A maior parte da colelitíase deve-se a uma infeção. Em muitos casos, está associada a hemorragias subepiteliais [6] (Fig.4).

Figura 6

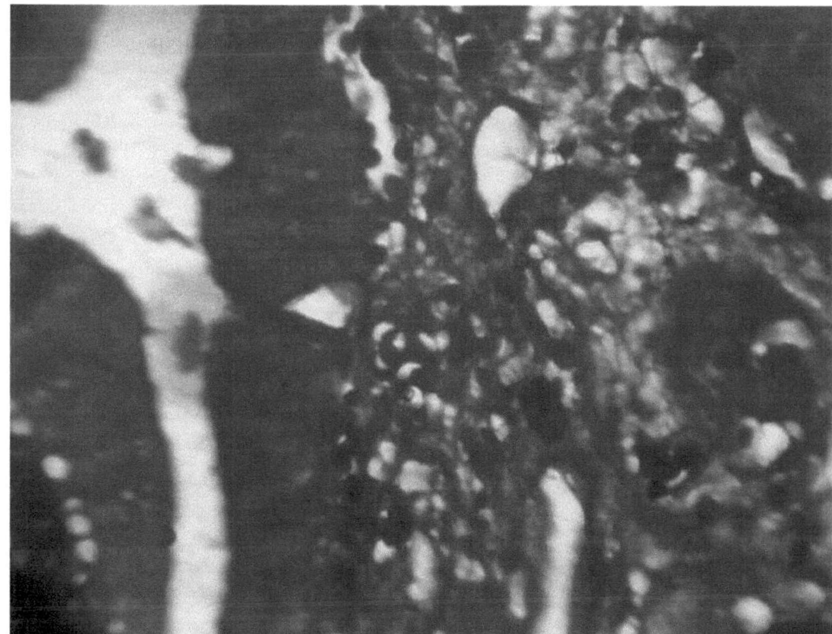

A figura 6 mostra a histoquímica da mucina normal

Figura 7

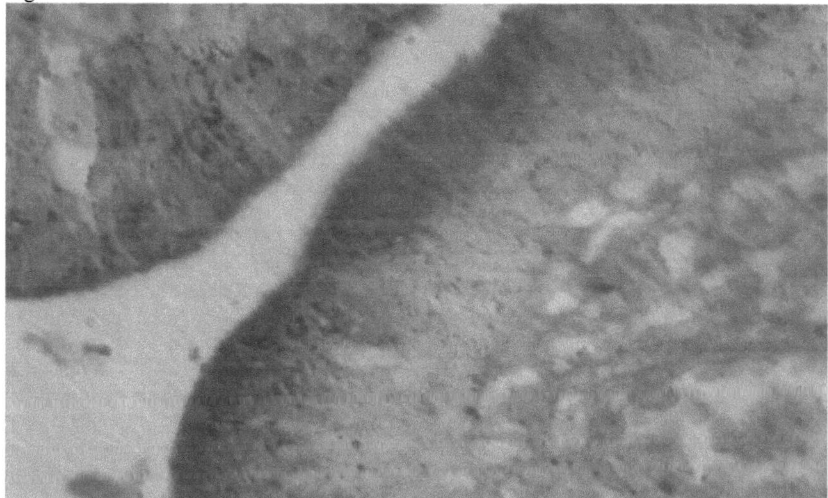

A figura 7 mostra a histoquímica da mucina na colelitíase

Em alguns casos, estendiam-se até às camadas profundas. Foram observados lípidos epiteliais acumulados. O infiltrado de linfócitos e células plasmáticas foi observado principalmente na submucosa na fase 2nd deste estudo, mas a intensidade é maior na fase 2nd deste estudo [39] (Fig.3) (Fig.4). Apresentava um carácter focal e irregular, com presença de linfócitos e plasmócitos abundantes [31] (Fig. 3). Foi observada displasia multifocal [6] (Fig. 3). Os seios de Rokitansky Aschoff foram observados na camada muscular, o que também foi observado na fase 1st deste estudo. Eram bolsas irregulares da mucosa, semelhantes a glândulas, que se estendiam profundamente na camada muscular espessada [40, 32] (Fig. 5).

<u>Figura 8</u>

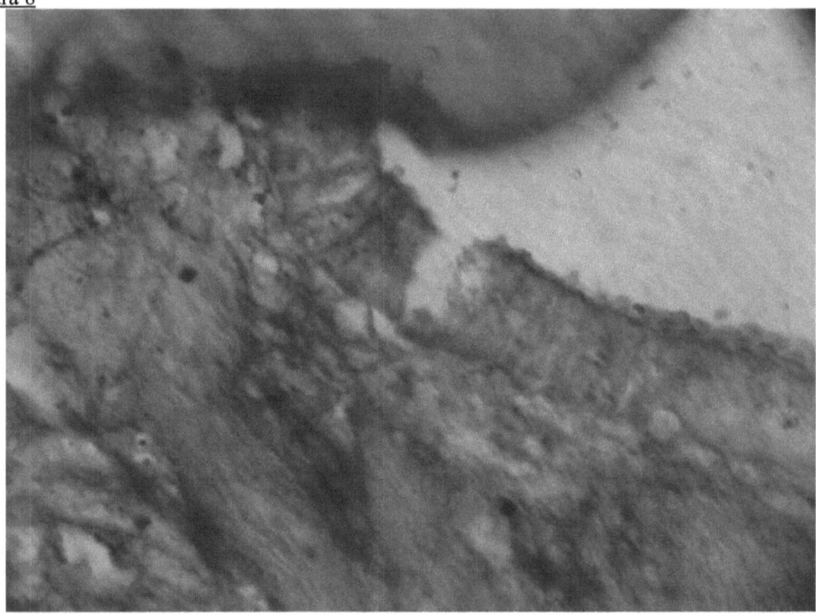

A figura 8 mostra a histoquímica da mucina na colecistite

Na fase 3rd deste estudo, avaliámos que, na vesícula biliar normal, a expressão da mucina neutra é predominante [41, 37, 27, 13] (Fig. 6). Enquanto que na vesícula biliar com cálculos, as sulfomucinas e as sailomucinas são altamente expressas. [39] (Fig.7).

Em 3rd e na última fase deste estudo, observou-se que 80% da colelitíase se deve à infeção por bactérias. O centro de cada cálculo biliar contém algumas bactérias e células epiteliais. Diz-se que o cálculo biliar é uma pedra tumular erigida em memória das bactérias que nele se encontram. A maior parte da colelitíase deve-se a uma infeção. No presente estudo, também na fase 3rd deste estudo, verificou-se que a acumulação de fosfolípidos se encontrava nas células epiteliais, predominantemente na região supra nuclear. [17, 18] (Fig. 9) O princípio básico da formação de cálculos biliares é a acumulação de lípidos e a hiper secreção de mucinas ácidas. A sulfomucina, em particular, tem um papel importante na formação de cálculos biliares. Quando estas

Quando estas alterações ocorrem, alteram o padrão normal do tecido e podem induzir a progressão carcinogénica e a metástase. [43] Foram encontrados lípidos dispersos noutras células e tecidos da parede da vesícula biliar [18] (Fig. 9). Estes resultados são comparáveis com os resultados de Hopwood D, English M, Gilloteaux J et al e Elgison DA et al em 2003 [42, 32]. As novas descobertas foram reunidas sob a forma de autofagia celular, autofagia mitocondrial e inflamação grave do retículo endoplasmático liso e rugoso, centrossoma e morte de células lisossómicas, ribossoma, juntamente com degeneração em balão destes organelos celulares na visualização TEM do epitélio de lâminas da vesícula biliar doente.

Figura 9

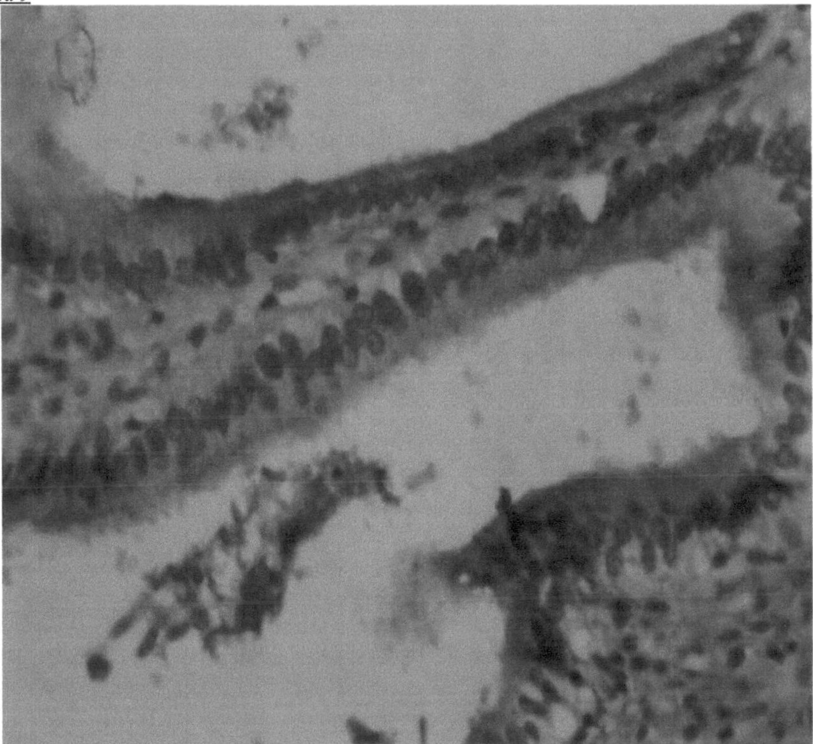

A figura 9 mostra o lípido epitelial na colecistite

Na fase atual deste estudo de caso-controlo, foi feita uma tentativa de estimar e comparar as alterações histológicas globais na colelitíase, colecistite e vesícula biliar humana de controlo, através da avaliação das percentagens globais e médias de todos os riscos histológicos e outros achados relacionados com todas as camadas histológicas, mediante a aplicação da histoquímica de rotina, da histoquímica das mucinas e da histoquímica dos lípidos. Verificámos que a intensidade e o grau de aparecimento de tais riscos histológicos e outros achados diminuem e reduzem gradualmente da colelitíase para o controlo.

(Gráfico 17 apresentado acima). Os principais objectivos do presente estudo consistem em estimar e comparar as percentagens globais de riscos histológicos e outros achados relativos a todas as camadas da vesícula biliar humana doente, como a colelitíase, a colecistite e o controlo, tendo as amostras de controlo observado alterações mínimas devido a erros de processamento histológico, o que pode ser um fator de acaso.

CONCLUSÃO

No presente estudo, tentámos demonstrar as alterações histológicas nas vesículas biliares com colecistite e colelitíase. O principal objetivo era avaliar a utilidade das mucinas na compreensão da formação de cálculos biliares e demonstrar a presença de fosfolípidos na mucosa da vesícula biliar humana. O princípio básico da formação de cálculos biliares é a acumulação de lípidos e a hiper secreção de mucinas ácidas. A sulfomucina, em particular, tem um papel importante na formação de cálculos biliares. Quando estas alterações ocorrem, alteram o padrão normal dos tecidos e podem induzir a progressão carcinogénica e a metástase. O bloqueio da libertação de mucina pode prevenir a formação de cálculos biliares em doentes de alto risco ou durante o período de alto risco. Esta descoberta sugere que a inibição da libertação de mucina pode prevenir a formação de cálculos. Os compostos que podem regular a sailação e a sulfatação podem ajudar a inibir a formação de cálculos biliares e as metástases. Este facto necessita de um estudo mais aprofundado, uma vez que pode abrir uma abordagem terapêutica totalmente nova. No presente estudo, tentou-se demonstrar as alterações histológicas nas vesículas biliares com colecistite e colelitíase. O principal objetivo era avaliar a utilidade da mucina na compreensão da formação de cálculos biliares e demonstrar a presença de fosfolípidos na mucosa da vesícula biliar humana. As vantagens deste trabalho são o facto de o mundo doente poder beneficiar de um medicamento eficaz, capaz de prevenir o carcinoma da vesícula biliar através da prevenção da sulfatação e da sailação. Porque a prevenção é melhor do que a cura. Se o clínico investigar um caso de colecistite ou colelitíase, deve definitivamente iniciar o medicamento eficaz nesta condição, a fim de prevenir o carcinoma da vesícula biliar. A limitação é que ainda não foram efectuados estudos adequados nesta área. A aplicação possível é no domínio clínico para prevenir doenças fatais como o carcinoma da vesícula biliar no ser humano.

No presente estudo, tenta-se demonstrar e estimar as alterações histológicas nas vesículas biliares com colecistite e colelitíase através da análise de histogramas e compará-las com as normais. O principal objetivo deste estudo é estimar as alterações predominantes numa camada específica da vesícula biliar doente e compará-las entre si e com a normal, que não apresenta alterações histológicas ou apresenta alterações recessivas mínimas. Conclui-se, a partir destes dados, que a colecistite é a fase primária da formação de cálculos, antes da fase secundária, como a colelitíase. Quando estas alterações ocorrem, alteram o padrão normal do tecido e podem induzir a progressão carcinogénica e a metástase. As vantagens deste trabalho são o diagnóstico diferencial precoce entre as duas doenças e a aplicação de um tratamento eficaz o mais cedo possível, a fim de evitar a formação de cálculos que, em última análise, conduzem a um carcinoma da vesícula biliar, porque mais vale prevenir do que remediar. Prevenção significa evitar a sulfatação e a sailação. A limitação do presente trabalho é que ainda não foi efectuado um estudo mais aprofundado para descobrir um fármaco eficaz que seja capaz de prevenir a sulfatação e a sailação. É necessária uma investigação terapêutica mais aprofundada. A possível aplicação do presente trabalho é no domínio clínico para a deteção precoce e o diagnóstico diferencial. A importância é o diagnóstico diferencial precoce entre os dois através da abordagem de rotina, da histoquímica das mucinas e dos lípidos e da estatística quando este tipo de trabalho envolve uma grande população. Este tipo de trabalho pode ser alargado a todo o mundo. A colecistite é a fase inicial da formação de cálculos antes da fase seguinte da colelitíase ou da fase de formação de cálculos biliares na parede da vesícula biliar humana, devido à ligação bacteriana (efeito de túmulo) à bílis supersaturada com cristais de mono-hidrato de colesterol, juntamente com a enucleação de cristais de mono-hidrato de colesterol e a concentração de glicoproteínas do muco que acabam por interagir com a mucina, o cálcio e a bilirrubina, o que constitui definitivamente um processo em cadeia. O controlo da colecistite em direção à colelitíase é um caminho gradual para chegar à fase final do carcinoma da vesícula biliar. A secreção de sulfomucinas não naturais dos epitélios da vesícula biliar humana cheia de cálculos é a principal causa da produção de cálculos de pigmento preto. O princípio básico da formação de cálculos biliares é a acumulação de lípidos e a hiper secreção de mucina ácida. A enzima sulfomucina tem um papel importante na formação de cálculos biliares. Preliminarmente, é a fase em que ocorre a colecistite e mostra o efeito da sulfomucina. O bloqueio da libertação de mucina pode prevenir a formação de cálculos biliares em doentes de alto risco ou durante o período de alto risco. Os compostos que podem regular a sailação e a sulfatação são a aspirina, que pode ajudar a inibir a formação de cálculos biliares e as metástases. Este facto requer um estudo mais aprofundado e uma abordagem terapêutica totalmente nova. Se o processo de formação de cálculos não for evitado, acaba por conduzir a um carcinoma da vesícula biliar.

<u>REFERÊNCIAS</u>

Virchow R. Uber das: Epithel der Gallenblase und uber einen intermediaren Stoffwechsel des Fettes. Virchow Archives fur Pathol Anat. 1857; И: 574-578.

Sheehan HL, Storey GW et al: An improved method 52 of staining leukocyte granules with SudanBlackB; J: Pathol Bacteriol; 1947; 59; 336-337.

Wallraff J, Dietrich KF et al: Morphologie Histochemie der Stein gallen blase des Menschen; J: Clin chem. Ata; 46; 155-231.

Schwartz SI, Dale WA, et al: Colangite Esclerosante Primária: A review and report of six cases; J: Arch Surg; 1958; 77; 439-350.

Thorpe M E C, Scheuer P J, Sherlock S et al: Primary sclerosing cholangitis with biliary tree & ulcerative colitis; J: Gut; 1967; 8; 435-448.

Hopwood D, Kouroumalis E, Milne G, Bouchier I A D et al: Cholecystitis: a fine structural analysis; J: Pathol; 1980; 130; 1-13.

Baylis High OB. Lipid in: Bancroft J D, Stevens A, Eds: Theory and practice of Histological Technique.Ch12, 2nd ed. Edenburgh: Churchill living stone; 1982; 217-241.

Lamont J T, Smith B F, Moore J R L et al: Role of gall bladder mucin in pathophysiology of gall stone; J: Hepatology; 1984; 3; 377-382.

English M, Hopwood D et al: Lipídios na mucosa da vesícula biliar humana. Um estudo histoquímico por microscopia de luz e eletrónica: Journal of Pathology; 1985; 146; 333-336; 17 Jan.

Pearson J F, Foster N E et al: Mucous glycoprotein Content of human cholesterol gall stone ; J: Digestion;1987;36;132-140.

Yamigava H, Tamiyama H et al: Metaplasia intestinal - sequência displasia-carcinoma da vesícula biliar; J: Ata Pathol Japan; 36; 1987; 989-997.

Afdhal N H, et al: Cholesterol crystal nucleation: A decade long search for the missing link in gall bladder pathogenesis. Hepatology. 1990; 11: 669-702.doi:10.1002/hep.1840110426.

Jeffery G P, Reed W D, Carrello S et al: Histological and immunohistochemical study of the gallbladder lesion in primary sclerosing cholangitis.Gut32.424- 429.1991.

Badke A , Schwenk W, Bohm B , Stock W et al: Histopathological changes of gall bladder and liver parenchyma in symptomatic cholelithiasis; J: Dtsch Med Wochenschr; 1993; 118; Issue: 22; Jun4; 809-813.

Gilloteaux J , Karkare S, Kelly T R , Hawkins W S et al: Ultra structural aspect of human gall bladder in cholelithiasis: production of anionic mucus; J: Microsc Res Tech; 1997; 38; 653-659.

Madrid J F, Hernandez F, Ballesta J et al: Characterization of glycoprotein in the epithelial cell of human and other mammalian gall bladder; J: Microsc Res Tech; 1997; 38; 616-630.

Attila Csendes, Gladys Smok, Patricio Burdiles , Juan Carlos Diaz, Fernando Maluenda and Owen Korn et al :Histological findings of gall bladder mucosa in 95 control subjects and 80 patients with asymptomatic gall stones ; J: Digestive diseases and sciences; May1998;43;931-934;P:Springer Netherlands; Issue no: 5; DOI: 10.1023/A: 10188978227285.

Pai-Ching Sheen, King-Teh Lee, Y.-E & Yueh-ErLiu et al: Conteúdo de mucina em cálculos de pigmento castanho ou cálculos combinados com uma periferia castanha; 1998; 59; 6; 660-664.

Gilloteaux J, Lissa M. Tomasello M L, Elgison D A et al: Lipid deposits and Lipo-mucosomes in Human cholecystitis and Epithelial Metaplasia in Chronic Cholecystitis; J: Ultra structural pathology; 2003; 27; 313-321.

English M & Hopwood D et al: Lipid in human gall bladder mucosa a histochemical study by light and electron microscopy; J: The journal of pathology; 2005; 146; 4; 333-336.

Ganesh I M a, Subramani® D b & Halagowder D c et al: Mucin glycoarray in gastric & gallbladder epithelia; J: Carcinogenesis; 2007; 6; 1-6.

Jacyna M R, Ganesh I M et al: Mucin histochemistry of stone-containing gall bladder epithelium....Interação entre a bílis da vesícula biliar e a mucosa; J: Carcinogenesis; 2007; 6; 6-29.

Lamont J T, Bernard F. Smith B F, James R L Moore J R L et al: Role of gall bladder mucin in pathophysiology of gall stones; J: American Association for the study of Liver Diseases; 2008; 4; 51S-56S; julho.

Lee KT, Sheen PC, Liu YE et al Conteúdo de mucina em pedras de pigmento castanho ou pedras combinadas com uma periferia castanha. Digestion. 1998: 59: 660-664. [Bibliografia cruzada].

Mohan H; Text Book of Pathology; 5th Edition; Capítulo 19 (Extra Hepatic Billiary Apparatus-Gall bladder); Pg.-658-664.

Carey MC. Patogénese do cálculo biliar. Am J. Surg. 1993: 165:410-419. [Crossref]

Sherlock S. Diseases of the liver and biliary system (Blackwell Scientific Publication, Oxford. 1997. 10ª Edição: 1-714.

Singh IB. Extra hepatic biliary apparatus Gall bladder (Text book of human histology with color atlas), Chapter 16 (5th Edn). 2006: 259-260.

Chapman GB, Chiarodo AJ, Coffcy RJ ct al. A estrutura fina das células epiteliais da mucosa de uma vesícula biliar humana patológica. Anat. Rec. 1966:154: 579 [Reportagem cruzada].

A"Slide5:Vesícula   biliarJaydochisto Web. University.Kankas.http://www.kumc.edu/instruction/medicine/anatomy/histo web/epithel/epith05.htm.Retrieval of on. 2007:06-29.

Dussek JE, Bannister LH, Barry MM et al. Gray's Anatomy IN: Nervous system. Capítulo 12, Churchill Livingston Edinburgh (38ª Edn) .2010: 1795-1812, 140, 141, 1810-1812, 144,151-60.

Fleischner FG, Sayegh V. Avaliação do tamanho do fígado: considerações roentgenológicas. N. Engl. J. Med .1958. 259: 271-274. [Crossref]

Meilstrup J. Imaging atlas of normal gall bladder and its variants (Atlas imagiológico da vesícula biliar normal e suas variantes). CRC Press (Taylor & Francis group) Boca Raton FL: pp: 4. ISBN/0-8493-4788-2.

Difiore SH, Mariano, Capítulo: 7. O sistema digestivo, os órgãos digestivos acessórios Vesícula biliar. (Secção de órgãos Atlas de histologia. 2009), (7ª Edição):204-205.

Chiardo AJ, Chapman GB, Weineke K. et al. A estrutura fina da célula epitelial da mucosa de uma vesícula biliar humana patológica. Anat. Rec., 1966, 12.155:579 6 16.

Drury R A B, Wallington E A. Método para preparar a coloração PAS-AB combinada e a coloração Sudan Black B. Carlton's Histological techniques; 5th edition Chapter: 3, 4, 7, 13, 15:Pg. No.:36-56, 57-75,125-150,232-259,285-297.

Ganesh I M, Jacyna M R. Mucin histochemistry of stone-containing gall bladder epithelium....Interação entre a bílis da vesícula biliar e a mucosa, Carcinogenesis. 6. 2007:6-29.

Smith B F, Lamont J T, Moore J R L, et al Role of gall bladder mucin in pathophysiology of gall stones, The Journal of the American Medical Association, 4, 2008, 51S-56S.

Jeffery G P, Shilkins K B, Reed W D, Carrello S et al. Estudo histológico e imuno-histoquímico da lesão da vesícula biliar na colangite esclerosante primária.Gut32.424-429.1991.

Ludwig J: Patologia cirúrgica da síndrome da colangite esclerosante primária; Am. J.

Surg. Pathol. 9:43-49; 1989.

Scwartz S I, Dale W A; Colangite Esclerosante Primária: Revisão e relato de seis casos. Arch Surg77:439-350, 1958.

Thorpe M E C, Scheurer P J, Sherlock S; Primary Sclerosing Cholangitis, the biliary tree and ulcerative colitis, Gut8:435-448, 1967.

Alan Stevens, James S, Lowe, Barbara Young; Wheater's Basic Histopathology; 4ª edição; A color of Atlas and Text; 163.

Filepe M I, Jass J R; Intestinal Metaplasia subtypes and cancer risk. Em carcinoma gástrico. Editado por Filipe M I, Jass J R. Londres: Churchill living stones; 1989:87-115.

Filipe M I: Lesões da linha de fronteira do epitélio gástrico: Novo indicador de risco gástrico e implicações clínicas. In progresso em patologia cirúrgica. Editado por: Fenoglio-Preisor CM, Wolfe M, Rilke F.U.S.A: Field and Wood.

Sheen P C, Lee K T, Liu Y E: Conteúdo de mucina na vesícula biliar com cálculos de pigmento castanho ou combinação de cálculos de pigmento castanho com uma periferia castanha. Digestion 1998, 59:660-664.

Lee K T , Liu T E :Expressão do gene da mucina no epitélio da vesícula biliar com cálculos de pigmento preto verificados por hibridização in situ .The Kaohsiung J Med Sc 201, 17(10):517-523.

Sherlock S, Dooley J: Gall stones and inflammatory gall bladder disease. In diseases of liver and biliary system. Editado por: Sherlock S, Dooley J Oxford, and London Blackwell Scientific; 1992; 593-623.

Groen A K, Noordam C, Draper J A G, Egber's P, Jansen P, e Tytgat G N T: Isolamento de uma potente atividade promotora da nucleação do colesterol da bílis da vesícula biliar humana: Role in pathogenesis of gall stone disease.

Afdhal N H, Ostrow J D, Rege R V, Dawes L G: Interação da mucina da vesícula biliar bovina e efeitos da proteína de ligação ao cálcio na precipitação do fosfato de cálcio. Gastro enterology 1990, 109: 1661-1672.

Afdhal N H: Cholesterol crystal Nucleation: Adecade- long search for the missing link in gall bladder pathogenesis. Hepatology 1990, 11:669-702.

Jacyna MR: Interacções entre a mucosa da vesícula biliar; Relevância para a formação de cálculos biliares.Gut1990, 568-570.

Ganesh I M, Duraibabu Subramani, Devraj Halagowder: Mucin glycol array in gastric and gall bladder epithelia: Journal of Carcinogenesis: 2007, 6:10doi: 10.1186/1477-3163-6-10.

Baylis O B High Lipids In: Bancroft J D, Stevens A; eds. Theory and Practice of histological techniques; Ch.12; 2ª edição. Edinburgh: Churchill Living Stone, 1982; 217-241.

Sheehan H L, Storey G W: Um método melhorado de coloração dos grânulos de leucócitos com Sudan Black B; J: Pathol Bacteriol; 1947; 336-337.

Martin English & David Hopwood; Journal of Pathology; Lipídios na mucosa da vesícula biliar humana. Um estudo histoquímico por microscopia de luz e eletrónica: Vol: 146; 333-336; 1985.

Jacques Gilloteaux, Lisa M. Tomasello, Deborah A. Elgison; Ultra structural pathology, 27:313-321, 2003.

Roa I, Arey I C, Witsuba I et al. Lesões epiteliais associadas ao carcinoma da vesícula biliar: estudo metódico de 32 casos. Rev. Med chill.1993; 121:2129.

Vitella L, Sali A, Little P, Mrazek L .Cálculos biliares e carcinoma da vesícula biliar Aust NZJ Surg: 2000:70; 667-673.

Kanch K, Shimura T, Sutsumi T etal: Significance of contracted cholecystitis lesion as a high risk gall bladder; Carcinogenesis Cancer Lett, 2001:169:7-17.

Tami Yama H, Yamigiwa H Metaplasia intestinal - sequência displasia-carcinoma da vesícula biliar. Ata Pathol. JPN.1987, 36: 989-997.

Badke A, Bohm B, Schwenk W et al. Alterações histopatológicas da vesícula biliar e do parênquima hepático na colelitíase sintomática. Dtsch med Wschr. 1993, 118; Issue: 22, Jun 4: 809-813.

Virchow R, Uber das,Epithel der Gallenblase und ubereinen intermediaren Stoffwechsel des Fettes,Virchows Arch. Abt A PatholAnatfur, И, 1857, 574-578.

Wallraff J, Dietrich KF, Morphologie Histochemie der Stein gallen blase des Menschen, Clin. Chim. Ata, 46, 1957, 155-231.

Pearson JF, Foster NE, Mucus glycoprotein content of human cholesterol gall stone , Journal of Digestion, 36, 1987, 132-140.

Elgison DA, Tomasello L M, Gilloteaux J, et al Lipid deposits and Lipo- mucosomes in Human cholecystitis and Epithelial Metaplasia in Chronic Cholecystitis, Journal of Ultra structural pathology,27, 2003, 313-321.

Thomas Lamont J, Bernard F Smith, James R L Moore; Role of gall bladder mucin in pathophysiology of gall stones; Vol: 4, Issue 52, Pages: 51S-56S; Publicado on-line em 24 de julho de 2008.

GRÁFICO MESTRE

S.NO	SAMPLE NUMBER	DATE	AVAIL FROM	NAME OF PATIENT	AGE/SEX	DIAGNOSIS
1	B/124/09	9.1.09	M.G.M. KAMOTHE(35805/101797 6)	MR. RANGA PATEL	40YRS/MALE	CHRONIC CALCULOUS CHOLECYSTITIS
2	B/45/09	15.1.09	M.G.M. VASHI	MR. SANJAY LOTDOE	55YRS/MALE	CHRONIC CALCULOUS CHOLECYSTITIS
3	B/81/09	23.1.09	M.G.M. VASHI(09000462)	MRS. GAYATRI	34YRS/FEMALE	CHRONIC CALCULOUS CHOLECYSTITIS
4	B/89/09	29.1.09	M.G.M. KAMOTHE(36974/102683 5)	MRS. SHOBHA VARMA	55YRS/FEMALE	CHRONIC CALCULOUS CHOLECYSTITIS
5	B/125/09	5.2.09	M.G.M. VASHI000725	MR. GANESH DATT BHATT	66YRS/MALE	CHRONIC CALCULOUS CHOLECYSTITIS
6	B/138/09	11.2.09	M.G.M. VASHI 09000896	MR. SUPARNA BHOSE	41YRS/FEMALE	CHRONIC CALCULOUS CHOLECYSTITIS
7	B/145/09	12.2.09	M.G.M. KAMOTHE1035988/3786 4	MRS. SUMITA JAISWAL	55YRS/FEMALE	CHRONIC CALCULOUS CHOLECYSTITIS
8	B/148/09	14.2.09	M.G.M. KAMOTHE38440/102212 3	MRS. RUTUJA G.	28YRS/FEMALE	CHRONIC CALCULOUS CHOLECYSTITIS
9	B/156/09	19.2.09	M.G.M. KAMOTHE39071/38719	MR. MOHAMMAD SHAIKH	35YRS/FEMALE	CHRONIC CALCULOUS CHOLECYSTITIS
10	B/199/09	6.3.09	M.G.M. KALAMBOLI	MAST. AKASH U.	11YRS/MALE	CHRONIC CHOLECYSTITIS
11	B/242/09	19.3.09	M.G.M. KAMOTHE 1046058/40482	MRS. ARCHANA SINGH	35YRS/FEMALE	CHRONIC CHOLECYSTITIS
12	B/336/09	17.04.09/22 .04.09	M.G.M. KAMOTHE 42605	MRS. HUSEN SARE	33YRS/FEMALE	CHRONIC CALCULOUS CHOLECYSTITIS
13	B/358/09	25.04.09/29 .04.09	M.G.M. VASHI9002318	MR. SALVARAM B.	70YRS/MALE	CHRONIC CALCULOUS CHOLECYSTITIS
14	B/368/09	28.04.09/30 .04.09	M.G.M.VASHI 09002382	MR. VIKAS KAMBLE	63YRS/MALE	CHRONIC CHOLECYSTITIS
15	B/397/09	6.05.09/8.0 5.09	M.G.M. KAMOTHE 1053279/43741	MISS PRIYA POPALY	59YRS/FEMALE	CHRONIC CALCULOUS CHOLECYSTITIS
16	B/405/09	7.05.09/11. 05.09	M.G.M.KAMOTHE10752 27/43249	MRS PARVATI YADAV	18YRS/FEMALE	CHRONIC CALCULOUS CHOLECYSTITIS
17	B/411/09	11.05.09/13 .05.09	M.G.M. VASHI09002661	MRS. ASMITA KANDI	30YRS/FEMALE	CHRONIC CHOLECYSTITIS
18	B/416/09	12.05.09/14 .05.09	M.G.M. KAMOTHE44184/107665 7	MRS. KUSUM TIWARI	35YRS/MALE	CHRONIC CALCULOUS CHOLECYSTITIS
19	B/430/09	15.05.09/19 .05.09	M.G.M. KAMOTHE1083376/4448 6	MISS REKHA TIWARI	27YRS/FEMALE	CHRONIC CALCULOUS CHOLECYSTITIS
20	B/718/09	6.08.09	M.G.M. KAMOTHE 12227/120815/99920	MRS. KRISHNA KADAM	33YRS/FEMALE	CHRONIC CHOLECYSTITIS
21	B/636/09	16.07.09	M.G.M. KAMOTHE1105339/4850 0	MR. BABAN WALEKAR	67YRS/MALE	CHRONIC CALCULOUS CHOLECYSTITIS
22	B/637/09	16.07.09	M.G.M. KAMOTHE48501/111083 9	MRS. ASHA	29/FEMALE	CHRONIC CHOLECYSTITIS
23	B/690/09	31.07.09	M.G.M. KAMOTHE	MRS. JIMKALI THAPA	39YRS/FEMALE	CHRONIC FOLLICULAR CHOLECYSTITIS
24	B/577/09	26.06.09/29 .06.09	M.G.M. KAMOTHE	MRS. SHOBHA TIKHANDE	35YRS/FEMALE	CHRONIC CALCULOUS CHOLECYSTITIS
25	B/746/09	13.08.09/19 .08.09	M.G.M. KAMOTHE1111920/ 8440	MR. VIJAY PATIL	48YRS/MALE	CHRONIC CHOLECYSTITIS

RECONHECIMENTO

O conceito que me veio à cabeça para este livro foi, na verdade, um enredo revivido a partir do artigo original de Martin English e David Hopwood sobre as alterações histológicas da vesícula biliar humana de 1985 e do artigo de Ganesh IM, Subramani D, Halagowder D. O conceito de trabalhar sobre as alterações histológicas da vesícula biliar humana foi proposto pela minha orientadora, a Dra. Karuna H. Katti, primeiro através da aplicação do método imunohistoquímico. Ela e eu planeámos, em conjunto, realizar a histoquímica de rotina, a histoquímica das mucinas e a histoquímica dos lípidos utilizando a coloração H&E, a coloração PAS-AB combinada e a coloração Sudan Black B, tendo planeado preparar 3 lâminas de um total de 9 lâminas para cada amostra, o que inclui o trabalho de histoquímica de rotina, histoquímica das mucinas e histoquímica dos lípidos. A Dra. Karuna H. Katti, o falecido Dr. M N Mahendrakar e a Dra. K N Geetha, em colaboração, planearam e aconselharam-me a obter amostras do Departamento de Patologia do M.G.M. Medical College e forneceram-me uma carta de emissão. O conceito deste livro é observar as alterações histológicas na parede da vesícula biliar humana após a formação de cálculos e quais são as alterações histológicas. Finalmente, analisar e comparar o efeito da mucina neutra com a mucina ácida durante o processo de sulfatação e sailação. A Dra. Charushila Shindhe foi nomeada como vigilante pelo meu supervisor e pelo meu revisor para verificar o trabalho diário efectuado por mim e para o reportar para uma boa condução da escrita do livro que está planeado e descrito no artigo. A Sra. Padmashree Choughule foi nomeada como Técnica de Laboratório Sénior. A Sra. Padmashree Choughule foi nomeada Técnica de Laboratório Sénior para me assistir e ajudar a conduzir sem problemas o trabalho de imunohistoquímica. Tive a ajuda do Departamento de Bioquímica, do Departamento de Microbiologia e do Departamento de Biotecnologia para a preparação da coloração especial e para manter o pH da coloração especial. Assim, de acordo com a minha opinião, toda a minha equipa, o meu supervisor, o revisor e o meu relator, incluindo o técnico de laboratório, fizeram um trabalho tremendo para que a redação do livro e o trabalho prático fossem bem sucedidos. Desejo-lhes as maiores felicidades para o futuro. Na minha opinião, todos eles desempenharam realmente o papel de fiadores que assumem toda a responsabilidade para que o projeto seja bem sucedido. O meu supervisor deu-me a ideia de recolher o artigo. Eu e a Dra. Charushila Shindhe organizámos a revisão da literatura e as referências em ordem cronológica e alfabética. As referências foram organizadas por mim no sistema de referenciação de Vancouver. Finalmente, tomei a decisão de publicar este livro.

O fim

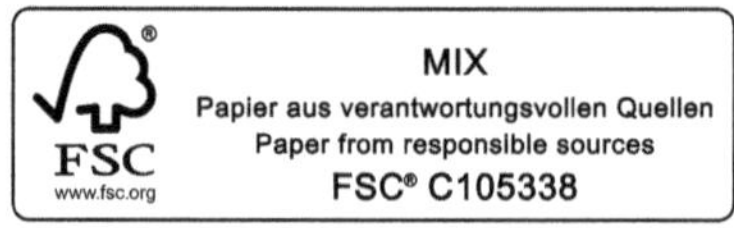